L'ŒUVRE DE MIRABEAU

SES CONSEILS

La plus grande faute du siècle

PAR

Ernest CAMBIER

Industriel, Agriculteur, Maire de Pont à Vendin
(Pas de Calais)

PAPIER 1898

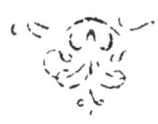

LILLE
IMPRIMERIE D. PRÉVOST
Rue du Croquet Hem 15

1898

L'ŒUVRE DE MIRABEAU

SES CONSEILS

La plus grande faute du siècle

PAR

Ernest CAMBIER

Industriel, Agriculteur, Maire de Pont-à-Vendin
(Pas-de-Calais)

Février 1898.

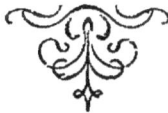

LILLE
IMPRIMERIE D. PRÉVOST
Rue du Curé-Saint-Etienne, 9 bis

—

1898

L'ŒUVRE DE MIRABEAU

La vérité sur la plus grande faute du siècle
La violation de notre loi monétaire

La question monétaire passionne en ce moment beaucoup de travailleurs, d'hommes compétents de l'ancien et du nouveau monde.

On comprend aujourd'hui que la gravité de la crise agricole, industrielle, que la diminution de la valeur de la terre, des propriétés bâties, de l'intérêt de l'argent et de la valeur de presque toutes les choses, sont dues à une autre cause que celle de la concurrence, de l'augmentation de la production agricole du nouveau monde, comme on se plaît à le dire à dessein, à le faire croire, attendu que c'est à peine si cette augmentation atteint l'accroissement de la population de l'univers.

L'augmentation de la production des blés est inférieure à celle de l'augmentation de la population, ce qui n'a pas empêché ces produits de baisser de 40 0/0 de leur valeur normale en 1895-1896.

En ces deux années, ils se vendaient en France de 13 à 14 francs l'hectolitre, alors que la moyenne des dix années de 1870 à 1880 était de 23 francs l'hectolitre, soit 9 francs d'écart, sur une production de 115 millions d'hectolitres, un milliard de francs de recettes en moins en un an pour nos cultivateurs et pour les affaires.

On a voulu laisser ignorer la vraie situation aux producteurs français en leur cachant l'unique cause de cet état de choses déplorables qui va s'aggravant de plus en plus pour la France, la Russie, l'Europe et les Etats-Unis d'Amérique.

Grâce aux circulaires, aux brochures que j'ai fait paraître depuis 3 ans, et aux articles qui ont paru dans les journaux du nord de la France sur notre loi monétaire, cette grave question a fait un grand pas.

On commence à s'apercevoir que la violation des principes de notre loi monétaire, par la suspension de la fabrication des monnaies d'argent, est cause de tout le mal, qu'on a détruit la base et la probité de notre régime économique, la base des lois humanitaires de 1789, en détruisant l'unité monétaire, représentant l'équivalent en monnaie de la mesure universelle de la valeur de toutes les choses.

Les grands génies de 1789 n'ont eu qu'un but, faire de tout homme un citoyen libre et indépendant, faire des lois humanitaires qui puissent lui accorder, en même temps que la liberté, les moyens de pouvoir la conserver, de travailler, d'augmenter son bien-être sans qu'on puisse, par des moyens illégaux et perfides (comme ceux d'aujourd'hui), contrecarrer sa volonté, son initiative et s'approprier illégalement, par des lois, des privilèges ou des mesures arbitraires, les fruits de son travail.

Notre grand Mirabeau s'était rendu compte de la perturbation qui régnait en France avant la Révolution, il avait vu les affaires et l'agriculture à la merci des financiers usuriers, lesquels entravaient la production nationale, exploitaient illégalement les producteurs agricoles et autres, grâce à la valeur de la monnaie qu'ils faisaient modifier à leur gré. Il avait compris que, pour permettre à l'agriculture de se développer, pour faciliter les affaires, la liberté des transactions, pour favoriser le progrès, le bien-être et la liberté, il fallait des lois équitables pour la probité des affaires, créer des mesures invariables pour toutes choses, et l'équivalent en monnaie de ces mesures, lequel fut l'unité monétaire, le franc d'argent, 5 grammes d'argent à 9/10 de fin, qui fut constitué par la France, comme la mesure de la valeur qui devait régir les affaires commerciales universelles. Les bienfaits de cette loi ne tardèrent pas à se produire. Au chaos qui régnait en France avant la Révolution a succédé la stabilité commerciale, la reprise des affaires, la loyauté des transactions, et, pour les cultivateurs et travailleurs français, l'espérance et la liberté de pouvoir travailler par soi-même, sans entrave, de pouvoir préparer son avenir et celui de sa famille, contribuer à la prospérité générale de son pays, sans que rien puisse entraver la volonté des travailleurs, des initiateurs qui devinrent légions, dont les prodiges étonnèrent le monde et tracèrent la voie à tous les progrès.

La base fondamentale de nos lois

Dans les grandes lois humanitaires créées en 1789, la base de toutes ces lois, sans laquelle les autres n'auraient pu produire d'effets salutaires, était celle qui créa la mesure de la valeur et son équivalent en monnaie, l'unité monétaire, le franc d'argent.

Notre grand Mirabeau l'avait bien compris ; aussi fut-elle celle pour laquelle il travailla le plus, celle qu'il avait à cœur de faire triompher pour le bonheur et la liberté de tous les peuples.

Il savait qu'il n'y a de liberté que pour les hommes indépendants, que leur indépendance dépend de la prospérité des Etats; qu'il n'y a plus de liberté pour les travailleurs et pour les peuples quand des abus monstrueux, des lois spoliatrices, les réduisent à la pauvreté, à la misère. _

Les conséquences de la mesure de la valeur

Avec la mesure de la valeur, l'unité monétaire, le franc d'argent, la production agricole prit un développement extraordinaire, donnant partout la prospérité, la richesse, le bonheur, et permettant aux consommations de s'accroître dans les mêmes proportions ; il s'ensuivit une circulation numéraire, une richesse publique qui firent de notre France la plus forte, la plus riche, la plus spirituelle, après avoir été la plus humaine de toutes les nations de l'univers.

L'essor donné par la France se propagea dans les autres nations pour le bonheur de tous les peuples. Les lois de 1789 ayant été créées pour l'humanité.

Favorisée par la mesure universelle de la valeur, l'unité monétaire donnait à tous les produits. même à ceux d'outre-mer, des prix uniformes sur tous les marchés du monde, avec la différence du transport. Ces prix étaient rémunérateurs. La production agricole, le commerce prirent un grand développement, tout le monde était heureux.

Quelle différence aujourd'hui ! Les spéculateurs d'or paient les produits, dans les pays à monnaie d'argent, moitié prix en or et même moins, ce qui leur permet de concurrencer, de ruiner tous les producteurs français et autres, en réalisant des fortunes considérables.

L'hostilité des Anglais contre la mesure universelle de la valeur, notre loi monétaire.

Toutes les nations profitèrent de nos lois, elles les avaient toutes acceptées, même l'Angleterre, mais cette dernière, d'un naturel si égoïste, ne vit pas sans amertume les progrès de la France se propager dans l'univers, faire le bonheur de tous les peuples, qu'elle ne pouvait plus exploiter, plus pressurer comme par le passé.

Jalouse de la prospérité de la France et surtout des bons effets de ses lois humanitaires, qui lui enlevaient les moyens perfides de s'enrichir déloyalement au détriment de tous les peuples, elle se réserva de prendre sa revanche sur sa rivale, de chercher tous les moyens, toutes les intrigues, qui lui permettraient dans l'avenir de détruire à son profit l'unité monétaire, l'équivalent en monnaie de la mesure de la valeur, base des lois de la Révolution française, dont la loyauté, la fraternité et l'humanité étaient d'un contraste si frappant avec les principes égoïstes des Anglais.

L'Angleterre préfère, à la guerre des armes, la guerre de ruses, de perfidies et de finances.

A partir de 1815, l'Angleterre, qui avait toujours excité les nations d'Europe contre nous, renonça à la guerre par les armes; elle préféra la guerre de ruses et d'intrigues, la guerre financière.

Aux nobles sentiments de loyauté et de sincérité de la France, elle opposa l'intrigue et la perfidie, elle ne tarda pas à entrer en action ; avant même que la loi monétaire française eût pu prouver à l'univers ses bienfaits salutaires, Lord Liverpool, en 1803, incité par un financier cosmopolite, conseillait à l'Angleterre de passer à l'étalon d'or, c'est-à-dire d'interdire en Angleterre la frappe des monnaies d'argent, de rendre ainsi toutes les dettes commerciales extérieures, toutes les créances de l'Angleterre payables uniquement en or. C'était faire l'opposé de ce qu'avaient fait les législateurs français, qui n'avaient vu, en créant l'unité monétaire, la mesure de la valeur, que le bien-être universel, la liberté, le bonheur de tous les peuples, traités en toutes choses et en toutes circonstances à l'égal du peuple français.

Alors que Mirabeau ne voyait que la probité, la liberté et l'humanité, Lord Liverpool ne rêvait que la destruction de ces grands principes par l'égoïsme de la perfide Albion.

Mais en 1803, l'Angleterre n'avait pas de monnaies suffisantes en argent ni en or, elle ne put, malgré elle, suivre le conseil de Lord Liverpool. On pensait même qu'elle ne serait jamais arrivée à avoir assez de monnaie pour faire la loi à la France et à l'univers. On ne comptait point sur le concours qu'auraient pu lui donner, dans l'avenir, les financiers usuriers cosmopolites, pour les aider à triompher dans leurs perfides desseins, dans l'espoir d'avoir leur part des bénéfices et des dépouilles.

Waterloo, ses conséquences, l'étalon d'or

Après les désastres de Waterloo, les financiers Anglais cosmopolites qui avaient spéculé sur les

malheurs de la France avaient réussi à gagner beaucoup d'argent; ils firent voter par le Parlement anglais
l'étalon d'or, et quand, d'accord entre eux, ils eurent
assez d'or pour que l'Angleterre pût en faire fabriquer sa monnaie, l'étalon d'or devint effectif pour elle
et fit son entrée dans le monde moderne.

A partir de cette époque les financiers anglais et
cosmopolites, dont les grandes fortunes d'entre eux
avaient débuté par des coups de bourse fondés sur
Waterloo, commencèrent à faire d'énormes emprunts
aux Etats, aux départements, aux villes, etc., payables
capital et intérêts en or. Ils espéraient en quelques
années pouvoir arriver, grâce à leur abondance de
monnaies d'or, à porter atteinte à l'unité monétaire, à
cette mesure universelle de la valeur qui était leur
cauchemar.

L'Angleterre s'était alliée avec les financiers cosmopolites pour arriver à faire détruire notre loi monétaire,
grâce à laquelle le progrès avait pu continuer sa
marche ascendante pour la fraternité, le bonheur de
tous les peuples et de l'humanité. La loi de Mirabeau
et autres génies de 1789 avait produit des résultats
bienfaisants au delà de toutes les espérances, elle
donnait une prospérité générale, universelle, elle
sauvegardait les intérêts de tous les travailleurs, de
tous les producteurs, en les préservant contre les
manœuvres, les spéculations illégales des Anglais et
des financiers usuriers cosmopolites.

Les législateurs anglais.

Les hommes d'Etat anglais créèrent l'étalon d'or
pour détruire l'étalon d'argent, la mesure universelle
de la valeur, l'unité monétaire. C'était vouloir entraver

la marche du progrès, porter atteinte aux bons effets de nos lois de 1789. Ils travaillèrent dans l'espérance de pouvoir, dans l'avenir, porter un terrible coup à la prospérité, à la richesse de la France. Leur plan secret était de faire admettre par d'autres nations l'étalon d'or, qui leur permettrait de détruire la stabilité des affaires, la loyauté des transactions, de faire changer cet heureux état de choses à leurs profits.

Du moment que les financiers usuriers anglais cosmopolites ne pouvaient plus exploiter illégalement les travailleurs, pour eux, la situation n'était plus dans l'état normal. L'humanité, dérision ! ils ne connaissent que l'or. Les peuples, ils s'en moquent !

A leurs yeux, la France avait été trop humaine, elle était devenue trop prospère et trop riche, nos lois trop honnêtes, trop fraternelles.

Avec l'étalon d'or, l'espoir des Anglais était de porter une grave atteinte à notre agriculture qu'ils savaient être l'âme de la France.

Le plan secret des Anglais, paroles de Canning.

Leur grand ministre Canning ne s'en est pas caché dans un discours célèbre qu'il prononça, en 1823, sur la situation de l'Europe ; il a tenu les paroles suivantes : « Un des moyens de redressement était une guerre » contre la France. Il y avait encore un autre moyen ; » c'était de rendre la possession du pays inutile dans » ces mains rivales ; c'était de le rendre plus qu'inutile, » c'était enfin de le rendre préjudiciable aux posses- » seurs ; j'ai adopté ce dernier moyen ». Telles furent les paroles de Canning.

Les Anglais se sont mis à l'étalon d'or pour détruire notre étalon d'argent, notre franc, pour arriver à faire supprimer les monnaies d'argent pour les transactions d'outre-mer et le commerce universel, s'enrichir illégalement, avoir tous les produits agricoles à vils prix, pour concurrencer et ruiner les producteurs de France, de Russie, d'Europe et des Etats-Unis d'Amérique et pour faire diminuer la valeur du sol qui faisait la richesse de la France.

Les Anglais échouent dans leurs combinaisons. Vigilance de nos législateurs de 1817 à 1865.

Nos hommes d'Etat d'alors étaient fixés sur la perfidie et l'égoïsme de leurs collègues anglais ; ils surent être assez vigilants pour défendre patriotiquement les grands intérêts de la patrie, et en face de l'étalon d'or des Anglais, faire respecter et maintenir dans l'univers, et même en Angleterre, l'unité monétaire, le franc d'argent qui sauvegardait la prospérité générale de la France, la richesse de son agriculture.

Les législateurs des deux pays restèrent en complète opposition à partir de 1817 jusqu'en 1873. Les Anglais voulant imposer l'étalon d'or pour exploiter illégalement tous les peuples, et les Français voulant maintenir la mesure de la valeur le franc d'argent pour les en empêcher.

L'abondance d'or d'Amérique, les législateurs français trop honnêtes.

En 1850, par suite des découvertes d'or d'Amérique, il en arriva en France des quantités considérables, en une année 940 millions de francs ; l'année suivante

842, et ainsi de suite pendant 6 ans, environ 800 millions par an. A cette époque on n'avait pas besoin de la quantité de monnaies qu'il fallait en 1873. Il en fallait plus d'une fois moins, les chemins de fer, les bateaux à vapeur n'existaient pas. Par suite de cette grande abondance d'or, le Parlement nomma différentes commissions parlementaires pour étudier si les intérêts du pays ne demandaient pas de changement dans la parité des deux métaux monétaires. La plus importante de ces commissions fut présidée par M. Thiers; on décida de conserver le maintien du fonctionnement de notre loi monétaire. En 1857 une nouvelle commission fut nommée pour examiner la parité des métaux monétaires, mais il fut décidé qu'on maintiendrait le *statu quo*, qui fut conservé jusque 1865.

Ce fut une faute! La France aurait dû faire payer cher aux Anglais leur égoïsme, elle aurait dû suspendre la frappe des monnaies d'or pendant 6 mois, faire baisser l'or de moitié ou d'un tiers pour punir la perfide Albion d'avoir voulu porter atteinte à notre franc d'argent.

Pendant ce long intervalle, 1803 à 1865, notre agriculture s'était enrichie considérablement, elle avait doublé sa production et fait de la France la plus riche, la plus heureuse nation de l'univers.

Les Anglais et les financiers cosmopolites avaient consenti des emprunts considérables en exigeant le remboursement, capital et intérêts, en or, alors que toutes les nations se servaient de monnaies d'argent. Ils avaient agi ainsi dans l'espoir de pouvoir, dans l'avenir, exploiter illégalement leurs créanciers (ce qu'ils font depuis 20 ans). Si la France avait suspendu alors la frappe de l'or, comme c'était son droit et son devoir, ce métal aurait baissé de 50 0/0, les débiteurs auraient remboursé l'Angleterre avec ce métal déprécié de moitié, elle aurait perdu des sommes colossales, 50 0/0 de ses créances.

Oui ! la France aurait dû payer l'Angleterre de réciprocité, elle était dans son droit, elle aurait dû le faire. N'était-ce pas l'Angleterre qui avait voulu l'étalon d'or ? Elle aurait reçu la leçon qu'elle méritait, la baisse de l'or aurait amené sa ruine irrémédiable. Pourquoi ne l'a-t-on pas fait ? Elle avait tendu un piège à la France, à sa loyauté, à ses grands principes humanitaires, il fallait lui laisser la responsabilité de ses actes, suspendre momentanément la frappe des monnaies d'or ; elle aurait été prise dans son propre piège, aurait reçu le châtiment qu'elle méritait, elle aurait bien été obligée de faire amende honorable à la France et à l'univers, pour rentrer dans cette union, dans cette entente fraternelle de tous les peuples dont son égoïsme et sa perfidie l'avaient fait sortir.

Notre loi monétaire ayant reconnu les monnaies d'or comme monnaies additionnelles ou monnaies d'appoint variables, la France pouvait les refuser et ne les accepter qu'à un prix qu'elle aurait pu faire sanctionner par le Parlement. La France y aurait gagné beaucoup, mais scrupuleuse observatrice du respect des principes si humanitaires de notre grand Mirabeau, pour la stabilité des affaires, pour la prospérité générale universelle, pour la fraternité et le bonheur de tous les peuples, elle accepta l'or en échange de sa monnaie constitutionnelle, l'argent.

La situation de l'agriculture française avant la hausse de l'or.

Après 1789, le sol français avait été disséminé dans les mains de 4 à 5 millions de petits cultivateurs, la

production agricole avait augmenté considérablement
en donnant à la France une fortune numéraire consi-
dérable.

En 1860, les grands législateurs créateurs des lois
de 1789 avaient disparu, laissant la France au premier
rang des nations de l'univers, son agriculture la
plus importante du monde, et dans les mains de ces
millions de producteurs agricoles, de nombreuses
fortunes, une abondance de numéraire qui lui permettait de faire respecter partout, même en Angleterre,
l'unité monétaire, le franc d'argent, la mesure universelle de la valeur.

Combinaisons perfides des Anglais et financiers cosmopolites.

Les Anglais et financiers cosmopolites, ne pouvant
arriver à porter atteinte à l'unité monétaire, eurent
recours aux intrigues, ils changèrent de tactique ; ne
pouvant d'eux-mêmes atteindre notre loi monétaire,
ils s'entendirent avec les financiers cosmopolites qui
habitaient la France pour trouver les moyens d'arriver
à leurs desseins.

La richesse et la prospérité générale de notre agriculture qui régnaient partout en France, laissaient
supposer à nos législateurs que rien ne pouvait atteindre
la fortune publique. Alors que nos aïeux avaient
veillé avec tant de prudence et de patriotisme au
respect des principes de notre loi monétaire, leurs
enfants ne prirent point les attentions qu'elle méritait
pour la sauvegarde des grands intérêts et de l'avenir
de la patrie.

Les Anglais et les financiers cosmopolites profitèrent
de l'inertie de nos hommes d'État français pour se

rapprocher d'eux, ils se faufilèrent intrigamment partout, ils gagnèrent à leur cause des économistes. des théoriciens, une partie de la presse ; en 1865, ils firent partager leur manière de voir par les membres influents du gouvernement impérial qui, malheureusement pour la France, ne savait rien refuser aux Anglais ; ils tentèrent la première brèche à notre loi monétaire, mais ils le firent si adroitement, si hypocritement, que les représentants au Parlement ne s'en aperçurent point, égarés qu'ils étaient par une partie de la presse, par les économistes et les hommes influents de la Chambre gagnés à la cause des financiers cosmopolites et des Anglais.

1ᴿᴱ FAUTE

La convention latine. — Manque de prévoyance des législateurs français.

Par suite de l'abondance de l'or, l'argent faisait prime, il devenait même assez rare.

Par une loi du 31 janvier 1860, la Suisse se permit de réduire le fin du titre, l'alliage de toutes les pièces d'argent inférieures à 5 francs à $\frac{800}{1000}$ au lieu de $\frac{900}{1000}$.

La France aurait dû intervenir immédiatement et dire à la Suisse qu'elle refuserait, à l'entrée en France, toutes les monnaies suisses qui n'avaient pas le titre légal, c'était le devoir du ministre des finances d'agir, de faire respecter notre unité monétaire ; mais ce dernier avait probablement été gagné adroitement aux grandes influences, à la manière de voir des Anglais et des financiers cosmopolites, il commit la faute de ne pas rappeler la Suisse au respect du droit international, au franc, à la mesure universelle de la valeur, il laissa violer notre loi.

Aux patriotes qui protestaient, on venait dire que la Suisse était libre de faire chez elle ce qu'elle voulait ; d'accord : mais si la France avait refusé sa fausse monnaie au lieu de l'accepter, la Suisse n'aurait pu s'en servir pour ses échanges internationaux, elle aurait été obligée de revenir à la monnaie légale. On conviendra que ce n'était pas à la Suisse à faire la loi à la France et au monde. La conduite du ministre des finances était inexplicable, ainsi que celle des membres du parlement, qui tous auraient dû protester. En acceptant pareil fait, on laissait porter atteinte à l'un des caractères de notre loi au titre d'alliage de l'unité monétaire, de notre franc, qui était de 9/10. Etant donné le mauvais vouloir des Anglais et financiers cosmopolites, pour faire admettre l'étalon d'or contre notre étalon d'argent, les intérêts de la France faisaient au ministre un devoir d'agir, de faire l'opposé de ce qu'il avait fait, de faire respecter le principe d'alliage. On pourrait même supposer que les influences financières n'auraient pas été étrangères sur les hommes d'Etat suisses, pour que ceux-ci aient osé, d'eux-mêmes, faire modifier le fin de titre de la monnaie, l'alliage de leurs petites monnaies, sans consulter la France. Aux yeux des financiers cosmopolites les menues monnaies d'un petit pays comme la Suisse, cela aurait passé inaperçu et ne devait pas avoir de conséquences pour la France, qui ne se serait point doutée du piège qu'on lui tendait.

Deux ans plus tard, l'Italie, voyant que les Français laissaient faire et attirée par l'appât du gain, en fit autant, et le 22 août 1862, elle fit une loi autorisant la frappe des monnaies d'argent inférieures à 5 francs à l'alliage de $\frac{835}{1000}$ au lieu de $\frac{990}{1000}$. Le ministre des finances laissa également faire, et pour cause :

Deux ans plus tard, le 5 mai 1864, la France elle-même commettait la grande faute d'entrer dans la même voie, on fit frapper les monnaies d'argent inférieures à 5 fr. au titre de $\frac{835}{1000}$. Mais c'était détruire le caractère légal de notre franc, le principe d'alliage, c'était de la fausse monnaie qu'on laissait faire, qui n'avait pas son titre légal, c'était violer notre unité monétaire, notre franc qui devait avoir $\frac{900}{1000}$ de métal pur, cette fausse monnaie n'avait pas le droit de porter le nom de franc.

C'était violer le pouvoir libératoire de la mesure universelle de la valeur dont le maintien était d'une aussi grande utilité pour la stabilité, pour la loyauté des affaires, pour la prospérité générale universelle.

Comment juger la conduite du ministre des finances et de ceux qui le conseillaient d'agir ainsi ? A quelles influences a-t-il obéi ?

Depuis 1803 nos législateurs avaient fait respecter l'unité monétaire, notre franc, par l'univers, par nos ennemis (l'Angleterre elle-même, qui travaillait si perfidement depuis 50 ans à le détruire, avait été obligée de le respecter); et en 1864 c'est la France elle-même, par son ministre des finances, qui renie et modifie le titre d'alliage de notre franc ! Pourquoi ? Grand Dieu ! N'est-on pas en droit de supposer que les influences anglaises et financières n'y étaient pas étrangères ?

Dieu ! Quelle grande et terrible faute !

Ce que les Anglais n'avaient pu obtenir pendant un demi-siècle de travail et d'intrigues venait de leur être donné de gaîté de cœur. Quelle abomination ! Nos représentants auraient dû se souvenir de Mirabeau,

2

s'en reporter à ses conseils, s'inspirer de la conduite de leurs prédécesseurs, ils n'auraient point toléré un pareil malheur, dont les conséquences pour la destinée et l'avenir de la patrie étaient incalculables.

S'il y avait pénurie de menues monnaies, comme on se plaisait à le dire, à le faire croire et pour cause : on n'avait qu'à en doubler l'importance de la fabrication, cela aurait suffi, on le comprendra.

Le plan secret d'Israël Albion était de trouver un moyen pour détruire l'unité monétaire : on n'en trouvait pas.

Il fallait un prétexte : on s'était servi de la Suisse et des menues monnaies d'argent pour ne pas éveiller l'attention des législateurs français.

On ne pouvait employer de plus habiles, de plus perfides combinaisons qui passèrent inaperçues aux yeux de nos représentants.

Quelle victoire pour nos ennemis ! et quelle perfidie !

Se servir des hommes d'Etat français pour trahir les grands intérêts dont ils avaient la sauvegarde !

Dans cette guerre économique financière des législateurs anglais contre les législateurs français, les nôtres avaient toujours été vainqueurs de 1803 à 1864. Ils venaient de recevoir leur premier échec.

La Belgique restait fidèle à la France, elle respectait notre franc d'argent, elle frappait au titre légal, à $\frac{900}{1000}$, probablement dans l'espoir de nous faire ouvrir les yeux. Les hommes d'Etat belge, plus français que les nôtres, respectaient notre unité monétaire ; ils proposèrent une conférence en vue de s'entendre pour le rétablissement de l'ancien accord, pour revenir aux grands principes de notre loi qu'on venait de violer.

La conférence proposée eut lieu le 23 décembre 1865.

La Belgique ne pouvait rien contre la France, l'Italie et la Suisse; elle dut se résigner et accepter leurs conditions, et, dans cette néfaste conférence, il fut convenu entre les quatre nations et ensuite la Grèce qu'elles se constitueraient en Etat monétaire d'union latine, que du 1er août 1866 jusqu'en 1880 puis prorogée, l'alliage des pièces de monnaies inférieures à 5 francs serait de $\frac{835}{1000}$ au lieu de $\frac{900}{1000}$, que le pouvoir libératoire de ces monnaies serait limité à 50 francs pour paiement et émissions, la frappe des monnaies à 6 francs par tête.

On avait même eu l'audace, à cette conférence, de tenter d'attaquer l'alliage des pièces de 5 francs, mais le ministre des finances de la France s'y opposa.

Après avoir commis, en 1864, une première faute, celle de porter atteinte à l'un des caractères de notre monnaie constitutionnelle, changer le titre d'alliage de notre franc, il fallait en commettre une deuxième plus grave encore, détruire l'un des autres caractères, lui enlever, en 1865, son pouvoir libératoire qui avait toujours été illimité et qu'on ramenait au chiffre dérisoire de 50 francs.

Enlever le pouvoir libératoire à notre monnaie, à notre étalon d'argent, c'était une faute d'une gravité exceptionnelle pour l'avenir.

Le ministre aurait dû user de son influence comme il l'avait fait pour les pièces de 5 francs. Cela n'était probablement point compris dans le plan secret d'Israël Albion.

Nos législateurs laissèrent malheureusement faire, supposant que ces dispositions, prises en dérogation de la loi du 28 mars 1803, n'auraient point compromis notre système monétaire, notre régime économique. Hélas ! c'était le contraire.

Conférence monétaire internationale de 1867. — Le piège des Anglais et financiers cosmopolites.

Les législateurs français, pour la création de leurs lois, avaient toujours été inspirés par les sentiments humains, fraternels et par la probité ; tandis que les Anglais, pour créer les leurs, n'étaient inspirés que par l'égoïsme et la perfidie.

En 1867, une commission parlementaire de 15 membres fut nommée pour examiner la question monétaire, mais elle eut le même sort que toutes les précédentes, et par 9 voix sur 15 il fut décidé de respecter notre unité monétaire. Cela ne découragea point nos adversaires, qui avaient déjà remporté deux belles victoires. Grâce à leur grande influence et à la faiblesse de Napoléon III pour les Anglais, ils obtinrent qu'une conférence internationale monétaire eût lieu à Paris pendant 1867. Grisés par leurs succès inespérés, ils tentèrent, par les moyens les plus perfides, de porter une nouvelle et terrible atteinte à notre loi, et pour que nos législateurs ne s'aperçussent point de leurs intrigues, du guet-apens qu'on tentait à notre pays, coupable à leurs yeux d'avoir donné aux peuples la liberté, et avec l'unité monétaire, la mesure de la valeur, les moyens de la conserver, ils profitèrent de ce que la France avait convié tous les grands travailleurs de l'univers à cette grande Exposition internationale où tous les progrès étaient étalés aux yeux de tous.

C'est pendant cette grande fête universelle qu'eut lieu cette conférence monétaire internationale, que le gouvernement de l'Empire aurait dû refuser ou n'accepter que sous les réserves que les principes de notre loi monétaire n'y auraient pas été discutés, attendu

que c'était une loi essentiellement française, qu'elle ne
regardait que la France. Ce Congrès se composait de
45 membres et représentait 22 Etats. C'étaient des
praticiens plutôt que des théoriciens, presque tous
financiers, d'anciens ministres de plusieurs Etats, de
la Hollande, du Portugal, des maîtres ou directeurs
de monnaies de Londres, Munich et des grands banquiers d'Amsterdam, de Suède et d'ailleurs. Tous financiers cosmopolites gagnés à l'Angleterre.

Il est extraordinaire que, dans cette conférence
monétaire internationale, les 4/5 de ses membres
fussent des gens de la finance, banquiers, financiers
cosmopolites, alors que Mirabeau et les autres grands
génies de la Révolution avaient créé notre loi monétaire contre eux, contre les abus, les injustices, pour
la stabilité des affaires, pour la garantie de la probité
des transactions commerciales universelles. En face
de cette coalition, la France était représentée par
cinq membres parmi lesquels l'un des plus influents,
M. de Parieu, s'était laissé gagner à la manière de
voir des financiers, il était pour l'étalon unique d'or,
quand l'unité monétaire, notre franc d'argent, avait
permis à notre pays de faire de si grandes choses,
l'avait placé à la tête des nations de l'univers, lui avait
donné une si grande prospérité et permis de favoriser
le progrès qu'on fêtait à notre grande Exposition.
Cette conférence avait été créée en vue du rapprochement de la fraternité des peuples; mais au lieu de
voir l'intérêt général universel, les membres qui la
composaient ne virent que les intérêts de l'Angleterre.
Ils reconnurent comme une base générale la loi de
l'an XI pour la décimalité, comme ils avaient reconnu
le système décimal pour les poids et mesures, ils
reconnurent que l'unité monétaire doit se diviser par
dixième ainsi que l'alliage. Ils se consultèrent sur le

double étalon (le bimétallisme ou l'étalon unique d'or.)
Ils savaient bien que notre loi monétaire ne recon-
naissait qu'un unique étalon, l'argent, l'unité monétaire, le franc, 5 grammes d'argent à 9/10 de fin,
constitué par la loi de l'an XI (28 mars 1803), monnaie
constitutionnelle invariable, et l'or et le cuivre comme
monnaies additionnelles ou d'appoint variables, quel
par une addition à la loi, on avait accepté, pour l'or,
la parité des deux métaux au poids de 1 d'or contre
15 1/2 d'argent. Le franc d'argent était accepté depuis
3/4 de siècle par toutes les nations de l'univers, pour
esquelles il servait de mesure universelle de la valeur,
à la satisfaction générale. Notre loi monétaire, si française de cœur, ne regardait que la France, les membres de la conférence n'avaient pas de vœux à émettre
contre elle, cela ne les regardait pas.

Les représentants de la France auraient dû les
rappeler à leur rôle, au but de la conférence, s'opposer
au vote du double étalon et de l'étalon unique d'or,
en revendiquant au nom de la France le respect des principes de notre loi monétaire, ou se retirer de la conférence.
Sur les 45 membres, il y en avait 40 gagnés d'avance
aux Anglais. On vota pour le double étalon (pour le
bimétallisme) et l'étalon unique d'or : 43 voix sur 45
votèrent l'étalon unique d'or comme étant pour la
réunion des peuples, la base rationnelle aux législa-
tures de toutes les nations et pour affirmer qu'il n'y
avait pas de rapprochement possible dans le système
monétaire européen, qu'il n'y avait de groupement à
espérer qu'avec l'étalon d'or. Notre loi monétaire
n'avait obtenu que 2 voix; 4 Français, M. de Parieu en
tête, avaient voté contre elle. Quelle audace ! Quelle
infamie ! Alors que toutes les nations de l'univers et
tous les peuples avaient, depuis 75 ans, accepté l'unité
monétaire, que toutes les transactions universelles

s'opéraient sur la base de notre franc, à la satisfaction
générale universelle, les membres de la conférence
foulaient à leurs pieds les grands principes de Mirabeau,
les droits de tous les peuples et leur liberté, pour leurs
intérêts personnels et ceux de l'Angleterre. Ils ne
s'étaient point trompés, ils s'étaient donné la victoire
pour favoriser la réussite du plan secret des Anglais,
dévoilé par le ministre Canning. Oh ! ils savaient bien
avoir voté l'arrêt de la prospérité de la France, et
pour l'avenir, l'instabilité des affaires, la hausse de
l'or, l'agiotage, la possibilité d'exploiter illégalement tous les travailleurs à leurs profits et de ruiner
notre agriculture en amenant la dépréciation du sol.
Il faut reconnaître qu'ils avaient bien choisi leur
moment, les perfides ! de profiter que la France était
tout entière à sa grande Exposition pour venir commettre chez elle la dernière des perfidies, pendant
qu'elle fraternisait avec les travailleurs de l'univers,
que le gouvernement, les législateurs, la presse, étaient
tous occupés à l'Exposition. Ces tyrans anglais et
financiers s'étaient réunis pour s'entendre et chercher
les moyens de supprimer l'unité monétaire, pour
amener la hausse de l'or et détruire les bienfaits des
lois humanitaires de 1789.

On ne peut s'expliquer que les membres du Parlement français n'aient pas protesté devant ce vote qui
aurait porté, dans l'avenir, une si grave atteinte à notre
loi monétaire, à notre régime économique.

En votant l'étalon unique d'or, on donnait une prime
à ce métal aux profits d'Israël Albion et on votait pour
l'avenir la suppression de l'argent, notre unité monétaire, la mesure universelle de la valeur si utile pour
l'honnêteté des affaires universelles.

L'effet se produisit aussitôt ; à partir de ce moment
l'or fit prime sur l'argent. Il fallait s'y attendre.

Si la convention de l'Union latine a été une grande faute, la conférence monétaire de 1867 en fut une autre bien plus grave.

Devait-on s'adresser aux nations étrangères et admettre au congrès presque tous banquiers, financiers cosmopolites pour traiter une question qui, par elle-même, était essentiellement française, qui ne regardait que nous, de laquelle dépendait la stabilité du commerce universel, la prospérité de l'agriculture, la richesse de la France, notre bonheur, notre liberté et celle de tous les peuples ?

Ce ne fut pas une conférence, ce fut un guet-apens à la probité, à l'humanité et à la liberté, dans lequel on a annoncé à l'univers la destruction de l'unité monétaire du franc d'argent, pour faire succéder à la stabilité, à l'honnêteté des affaires, la hausse illégale de l'or, la mesure déloyale des Anglais, pour pouvoir arriver à ruiner l'agriculture française, seul moyen pratique et infaillible rêvé par les Anglais pour ruiner la France, dominer tous les peuples, les rendre malheureux, en les pressurant, en les ruinant avec la hausse illégale de l'or, comme ils l'ont fait depuis, dans les pays d'outre-mer, au Portugal, en Grèce, partout, en attendant le tour des autres peuples et celui de la France si on ne réagit pas.

Le vote du congrès de 1867 laissait entrevoir pour Isrël Albion l'étalon d'or, les financiers cosmopolites en profitèrent pour essayer d'amener le parlement à partager leur manière de voir et à accepter l'étalon d'or, mais ils ne réussirent pas, nos législateurs ne tinrent aucun compte du vote de la conférence monétaire de 1867 et firent respecter quand même notre loi monétaire.

Après 1867, l'or fit une légère prime sur l'argent, mais insignifiante, 1/2 0/0.

La malheureuse guerre de 1870.

Pour réussir dans leurs perfides desseins, il leur fallait peut-être un bouleversement général. Laissons à l'histoire le temps d'éclairer les motifs secrets qui ont déchaîné la malheureuse guerre de 1870, puisque ni la France, ni l'empereur d'Allemagne, ni le peuple allemand ne voulaient la guerre. On a profité que la France était tout à la paix pour exciter l'Allemagne contre nous. La fameuse dépêche de Bismarck d'Ems en dit assez.

La France eut des revers ; la paix signée, on dut payer les cinq milliards ; on eut recours aux financiers pour un emprunt et on les paya. Les Allemands et financiers cosmopolites pensaient que la France n'aurait pu, sans compromettre sa prospérité, payer cette formidable rançon, ils ignoraient les ressources de notre agriculture. Grâce à d'habiles combinaisons financières, le paiement de cette rançon ne porta atteinte ni à l'industrie, ni au commerce, ni à l'agriculture, dont la production était alors la plus importante des nations de l'univers.

L'Allemagne à l'étalon d'or et la suspension de la frappe libre de l'argent.

Après la guerre, l'argent devint abondant en France, la prime de l'or avait augmenté, elle était de 2 1/2 0/0.

Dans la crainte que le vœu du congrès de 1867 ne se réalisât, que l'argent ne fût plus accepté dans l'avenir, l'Allemagne s'était mise à l'étalon d'or, elle envoyait ses thalers d'argent en France qu'elle échangeait contre notre or ; les financiers cosmopolites, les

anglomanes, les économistes profitèrent de l'arrivée
des thalers d'argent allemands en France pour faire
crier par tous les journaux que la France allait être
envahie, que les Allemands allaient nous inonder de
leur argent pour enlever notre or. Quelle abomination !
alors qu'en 1870, par suite de pénurie de monnaie,
on avait du créer 1.800 millions de papier-monnaie.
Ils savaient que l'arrivée de ces thalers d'argent avait
été provoquée par le vote du congrès de 1867, que
sans ce maudit vote, les Allemands auraient conservé
leurs thalers chez eux, ils en avaient besoin.

Il fallait un prétexte pour pouvoir porter atteinte au
fonctionnement de notre loi monétaire, pour suspendre
la fabrication des monnaies d'argent, et ce prétexte
était tout trouvé, il n'aurait pas éveillé l'attention de
nos législateurs, il ne fallait pas qu'il laissât dévoiler
ni même supposer les intentions réelles d'Israël Albion :
on craignait les représailles. On suspendit la frappe
des monnaies d'argent qu'on limita à un chiffre dérisoire, on faisait dire par la presse que notre pays allait
être inondé d'argent, qu'il y en avait beaucoup trop.
C'était le contraire qui était la vérité; il n'y avait pas
assez de monnaies d'argent et d'or pour favoriser le
commerce, les transactions universelles ; on en avait
eu la preuve en 1870 avec le papier-monnaie.

On s'en était dégarni d'une partie pour payer
l'Allemagne, on venait de retirer de la circulation
1,800 millions de francs de billets de banque ; l'argent
allemand arrivait à point pour combler le déficit de
numéraire et favoriser les affaires; mais nos représentants d'alors, gagnés par les chefs influents des
partis politiques de la Chambre, tous gagnés à la
manière de voir des financiers cosmopolites et des
Anglais, par les économistes, la majeure partie de la
presse, laissèrent porter atteinte à notre loi monétaire

qui fonctionnait depuis plus de 3/4 de siècle pour la prospérité et le bonheur de tous les peuples.

Nos législateurs auraient dû se souvenir de la grande production d'or d'Amérique qui fut de 15 milliards de 1849 à 1859, de l'arrivée en France de 1850 à 1857 d'une quantité d'or trois fois plus importante que celle des thalers d'argent allemands (26 millions par mois), sans qu'on eût suspendu la frappe des monnaies d'or, sans que le fonctionnement de notre loi monétaire et les affaires en souffrissent. Ce fut le contraire qui eut lieu, c'est cette abondance d'or qui amena la prospérité et donna les moyens de pouvoir tout créer. Ils auraient dû s'inspirer des conseils des législateurs de 1789, de la conduite vigilante de leurs prédécesseurs et s'opposer à la suspension de la frappe des monnaies d'argent.

Arrêter la frappe des monnaies d'argent, c'était faire déprécier la valeur de ce métal, de notre franc, l'unité monétaire, l'âme des affaires, de la prospérité de notre agriculture, qui nous avait permis de nous relever de nos désastres. C'était renier les grands principes de Mirabeau, qui avait préconisé que la prospérité générale universelle, la richesse des Etats, la valeur de toutes les choses, le bonheur et la liberté des peuples, étaient en raison directe de l'abondance de la monnaie, qu'il était du devoir des législateurs d'en favoriser l'extension par tous les moyens en leur pouvoir.

Au lieu de suivre ces sages conseils, confirmés par 3/4 de siècle d'expérience, de prospérité, de bonheur universel, au lieu de faciliter la fabrication des monnaies d'argent pour conserver cette grande prospérité à la France et à l'univers, qu'a-t-on fait ? Grand Dieu ! on en a supprimé la fabrication, pour amener la situation actuelle, pour nous mettre sous la domination des Anglais, financiers, usuriers cosmopolites, pour nous rendre malheureux.

Pour commettre cette trahison aux grands principes de la Révolution française, on profita de l'absence du ministre des finances, remplacé intérimairement par son secrétaire d'Etat, qui fut l'auteur de la fameuse annonce dans l'officiel : *La fabrication des monnaies d'argent est limitée à Paris.*

C'était une si grave faute que probablement l. ministre des finances ne voulait pas en endosser la responsabilité : il avait été dans le passé favorable aux principes de notre loi. On eut recours en son absence à son secrétaire d'Etat, qui, sans doute, n'en prévoyait point les terribles conséquences pour l'avenir. Les intérêts de la patrie et de l'humanité étaient sacrifiés à ceux d'Israël Albion ; c'était une nouvelle victoire contre nous.

Ce que les législateurs anglais devaient rire de l'inconscience de leurs collègues français !

Le devoir des membres du Parlement était d'interpeller le ministre des finances, et, par un vote, d'annuler le décret, attendu que c'était une violation aux principes de notre loi monétaire, qui dit que tous les lingots d'argent présentés à l'hôtel des monnaies doivent être convertis immédiatement en monnaies et remises aux porteurs dans le plus bref délai.

M. de Parieu s'était laissé endoctriner par l'influence des financiers cosmopolites, il partageait leur manière de voir, il avait été très souvent nommé président des commissions, des conférences monétaires, il n'avait pas été à la hauteur de sa mission en 1864, 1865 et 1867, il le fut encore moins en 1873. On serait même en droit de supposer que les influences financières n'étaient pas étrangères à ces nominations, qu'il avait même été choisi et nommé à dessein, pour favoriser le succès de nos adversaires.

Il est inadmissible que, pour présider ces commissions et conférences monétaires, on n'ait pas trouvé dans le Parlement des législateurs tels que M. Hervé de Saisy, M. B. Pagezy ou d'autres qui s'inspiraient des conseils et des principes de nos grands législateurs de 1789. En limitant la fabrication des monnaies d'argent, on travaillait pour amener l'effondrement des prix de ce métal, ce qui arriva. M. de Parieu disait que l'or. abondant en France, aurait été attiré à l'étranger comme cela avait eu lieu de 1817 à 1850.

On aurait fait servir les monnaies d'argent comme on le faisait alors, sans que le commerce, les affaires en souffrissent, sans que cela portât la moindre atteinte à notre agriculture et à la prospérité générale de la France.

La commodité n'était pas à considérer, lorsqu'il s'agissait d'une mesure ou d'une loi de laquelle dépendait la prospérité ou la ruine de notre chère France.

On avait les leçons du passé. Ceux qui auraient eu absolument besoin d'or auraient payé une petite prime de 1/2 ou 1 pour 100 momentanément, car cet or serait vite revenu. attendu que les Anglais n'auraient su qu'en faire, ils en auraient été très embarrassés. Toutes les nations de l'univers étaient comme nous à l'étalon d'argent, elles ne reconnaissaient comme monnaies légales que le franc, l'unité monétaire, et, toutes, elles avaient besoin de monnaies d'argent.

Panique des porteurs du métal argent.

Dès qu'on sut à Paris que la frappe était suspendue, limitée, il y eut une panique générale, cela se comprend : (quand on crie au feu le monde se sauve); tous les détenteurs du métal argent en lingots, d'ustensiles d'argent, de cuisine ou autres, s'empressèrent de porter leur métal à la monnaie pour avoir leur tour de rôle respectif de la frappe. De 40 à 50 millions de monnaie qu'on pouvait fabriquer par mois, on réduisit la frappe mensuelle à 4 ou 5 millions; il s'en suivit qu'en peu de temps, il y en eut un stock important. On avait fait tout ce qu'il fallait faire pour que cela arrivât. Si on avait laissé fonctionner notre loi monétaire, rien de tout cela ne serait arrivé, l'argent serait revenu au pair, et les porteurs de lingots les auraient conservés.

Les résultats de cette perfide manœuvre amenèrent forcément ce qu'on désirait, une baisse sensible du métal argent.

Nos représentants auraient dû être plus prudents et intervenir énergiquement pour revendiquer le respect du fonctionnement de notre loi ; on n'en fit rien.

On laissa détruire l'œuvre de notre grand Mirabeau, l'œuvre des grands génies de la Révolution de 1789, dont on se garda bien d'invoquer le nom et les conseils.

Dieu ! quelle terrible faute ! quelle honte ! quelle abomination ! Et c'est en République qu'on a osé porter atteinte à la base fondamentale des lois humanitaires, de la Révolution française, lesquelles avaient contribué à faire la richesse de la France et le bonheur universel de tous les peuples.

On pouvait encore espérer que cela n'aurait été que momentané, que des esprits clairvoyants, patriotes seraient entervenus; il y en eut, mais ils ne furent malheureusement point crus.

Convention monétaire de 1874.

Quand la France eut limité pendant quelque temps la frappe des monnaies d'argent, elle proposa une conférence des puissances de l'Union latine. Dans cette conférence le ministre des finances de la France fit observer aux représentants des autres puissances, qu'ayant limité la fabrication des monnaies d'argent chez elle, la France ne pouvait plus recevoir les pièces de monnaies d'argent des autres Etats, attendu que le métal avait diminué de valeur, que pour continuer de se servir de ces monnaies pour les échanges internationaux comme par le passé, il était indispensable de s'entendre, et pour chaque pays de s'arrêter à une délimitation de la fabrication de monnaies qu'on aurait dû strictement respecter. Que penser de la conduite du ministre des finances dans cette circonstance ? Les États voisins maintenaient encore les principes de notre loi, espérant peut-être que les Français verraient le piège, le péril dont ils étaient menacés. Pour enlever tout espoir au retour des principes de notre loi, pour achever l'œuvre néfaste, on réunit ces Etats en conférence pour leur dire que l'unité monétaire, le franc d'argent ne pouvait plus être respecté, que cette mesure universelle de la valeur n'existait plus, qu'on ne pouvait accepter leurs monnaies.

Pourquoi a-t-on fait cette conférence ? Laquelle, comme toutes celles qui l'avaient précédée, n'avait été faite que contre les intérêts de la France et de l'univers aux profits d'Israël Albion. Dans quel but ?

Après avoir jeté la panique et le trouble en France, il fallait les jeter dans toutes les nations du monde, c'était ce qu'on cherchait, ce qu'on désirait, et ce pourquoi on fit cette convention de 1874 qui était la consécration de la violation de notre loi monétaire.

N'était-ce pas laisser supposer alors à toutes les nations de l'univers que la France ne voulait plus reconnaître la valeur de l'unité monétaire, le franc d'argent, la mesure universelle de la valeur qui régissait toutes les transactions universelles, toutes les affaires depuis 1803 ?

On décida à la conférence de ne plus frapper que 120 millions de monnaies d'argent répartis par tête d'habitant, la France 60 millions, l'Italie 40, la Belgique 10, la Suisse et la Grèce 10. Telle fut la malheureuse convention monétaire de 1874.

La conduite de la France reniant elle-même les principes de notre loi monétaire devait avoir de graves conséquences, amener le trouble, le gâchis, dans les transactions, dans les affaires ; ce qui arriva. Toutes les nations d'Europe et les Etats-Unis d'Amérique suspendirent la fabrication des monnaies d'argent, c'était l'effondrement du prix de ce métal ; et la cause en était à la France.

Quelle grande victoire pour la réalisation du plan secret d'Israël Albion !

On reconnaîtra que les Anglais et financiers étaient bien secondés par les ministres de la France qui travaillaient pour eux contre elle. On ne pourrait le croire si les faits n'étaient là pour nous convaincre.

Dans la convention monétaire de 1874, les puissances latines avaient bien pris l'engagement de ne point dépasser en fabrication de monnaies d'argent, le quantum délimité, mais elles n'avaient pas pris l'engagement de l'atteindre et personne ne pouvait les forcer.

Les représentants de la France avaient accepté le chiffre de 60 millions comme minimum, mais il n'avait jamais été considéré comme un minimum pour eux, il

était subordonné aux besoins, à la volonté du ministre
des finances, on ne pouvait le forcer. On reconnaîtra
que cette convention monétaire était intelligemment
faite pour permettre au ministre des finances, selon
le désir des financiers cosmopolites, de faire baisser
ou augmenter la valeur du métal argent à leur gré ;
cela lui permettait d'éviter une baisse trop brusque qui
aurait pu alarmer les membres du parlement, ou une
augmentation qui aurait pu contrecarrer la réussite du
plan secret d'Israël Albion. Les Anglais et financiers
cosmopolites ne voulaient point faire détruire notre loi
monétaire de suite, en amenant l'effondrement des
prix de l'argent en lingots, ils savaient qu'il en serait
résulté une grave pénurie de monnaies qui aurait
amené l'effondrement immédiat des prix de tous les
produits, et des représailles ; ils voulaient une baisse
lente, modérée, progressive, mais sûre, pour bien
anéantir notre unité monétaire, la mesure universelle
de la valeur. Si la baisse du métal était trop rapide à
leur gré, ils faisaient acheter les 60 millions de métal
argent et même plus, comme on le verra plus loin, ce
qui relevait les prix ou enrayait la baisse. Si au contraire les prix se maintenaient, étant maîtres de la
situation, pour ne pas amener de hausse, ils conseillaient de ne pas acheter les 60 millions de lingots, qui
venaient grossir le stock de métal argent à l'hôtel des
monnaies ; pas d'acheteur, le stock augmentait,
l'argent baissait. Oh ! les Anglais et financiers usuriers cosmopolites étaient gens pratiques, on le voit.
Au lieu de nous faire déclarer la guerre par l'Europe
coalisée, comme elle l'avait fait pendant si longtemps,
sans jamais pouvoir arriver à notre extermination,
l'Angleterre avait jugé préférable de chercher à nous
anéantir dans ce qui faisait notre prospérité, notre
force, notre richesse. Elle voulait la ruine de notre

agriculture, qui amènerait, dans la suite, l'effondrement des finances de la France, mais elle la voulait comme la baisse de l'argent, elle la voulait lentement, progressivement, mais sûrement; elle voulait y arriver sans trop éveiller l'attention de nos législateurs français, qui auraient pu dévoiler leur plan secret en temps utile, avant qu'elle eût remporté la victoire décisive, qu'elle n'a pas encore. Non ! elle ne l'a pas encore! cette victoire décisive, espérons-le, si la France le veut !

L'Angleterre voulait, comme l'avait dit son ministre Canning en 1823 : rendre le sol préjudiciable aux possesseurs, c'était le moyen et le seul possible, avec le temps il serait infaillible, de façon que notre agriculture ne puisse plus se relever de longtemps. Ah ! la perfide ! elle mérite bien le châtiment que tous les peuples coalisés lui donneront un jour.

En doublant la valeur de l'or, les Anglais et financiers cosmopolites auraient pu, comme ils l'ont fait depuis quinze ans, acheter les blés et autres produits agricoles d'outre-mer, les payer à moitié prix et même moins en or, venir concurrencer et faire baisser tous les produits français et européens en amenant la ruine des cultivateurs, la diminution progressive du sol, au point que, dans de certaines contrées de la France, le sol est devenu préjudiciable aux possesseurs.

M. Méline l'a dit dans son discours retentissant du 15 novembre 1897.

La rente du sol a baissé de 50 0/0. On offre dans de certaines contrées de la France des terres à la condition de les entretenir en bon état et de payer les impôts et on ne trouve pas preneur.

Il n'y a plus de droits pour Israël Albion.
La ruse et l'audace priment le droit.

D'après la convention monétaire de 1874, la France
ne devait frapper en monnaie d'argent que 60 millions.
La baisse du métal argent étant trop rapide au gré des
Anglais et financiers cosmopolites, pour arrêter la
baisse, au lieu de 60, le ministre des finances en fit
acheter pour 98 millions. On avait dérogé à la convention monétaire, la France reniait ses engagements, les
droits n'étaient plus respectés ; on avait donné par
anticipation des bons de monnaies pour 1875. Pourquoi
la France reniait-elle sa parole et manquait-elle aux
engagements de la convention ? Parce qu'on craignait
que la baisse trop accentuée de l'argent ne suscitât des
représailles de la part des membres du Parlement,
qui auraient pu se douter du piège tendu à la France.
Pour favoriser la réussite du plan secret d'Israël
Albion, et pour éviter une baisse trop rapide du prix
de l'argent, on n'a pas hésité de violer la convention
monétaire et d'acheter pour 38 millions de lingots en
plus du quantum délimité : cet achat important relevait
les prix. On le voit, on n'a tenu aucun compte de la signa-
ture de la France, à la convention monétaire, ni des
intérêts français. L'argent avait baissé de 4 à 5 0/0.

En 1875, on songea à renouveler la convention
monétaire de 1874, en proposant que les bons de monnaies pour 1875 ne pourraient excéder la moitié du
contingent de l'exercice courant.

La partie engagée par les Anglais et les financiers
cosmopolites contre les législateurs français présentait de très grandes difficultés, il fallait un homme
dévoué aux intérêts anglais et financiers cosmopolites :

on mit au ministère des finances l'homme habile, le financier qu'il fallait pour achever la réussite du plan secret des Anglais.

La Belgique se retire de l'Union latine.

La France avait proposé une réunion des puissances de l'Union latine, mais le ministre, de son autorité personnelle, prorogea la convention de 1874 pour 1875, sans juger utile de faire une nouvelle consultation des membres de la convention. La Belgique refusa de ratifier. La conduite du ministre était inexplicable; il craignait peut-être qu'un patriote ne dévoilât les trames de ce complot contraire aux principes de notre loi monétaire, aux intérêts de la France. Les hommes d'Etat belge étaient plus clairvoyants que les nôtres, ils voyaient ce qui se passait, ils voulaient peut-être appeler l'attention de la France. La Belgique s'est retirée de la convention comme c'était son droit.

La baisse de l'argent. Ce qu'il aurait fallu faire pour l'empêcher.

En 1875 on ne devait frapper que 60 millions d'argent, et on ne pouvait anticiper sur 1876 que de 30 millions. Il n'en fut rien, on opéra comme on l'avait fait en 1874. L'argent baissant toujours, on dépassa et de beaucoup le quantum fixé pour 1875, on délivra même des bons de monnaie sur 1877. Il fallait agir ainsi pour arrêter l'effondrement des cours.

Pour satisfaire les désirs d'Israël Albion, il fallait une baisse lente, graduelle, aller doucement, mais sûrement. Ils savaient que si la baisse de l'argent,

avait été trop rapide, leur plan secret eût été
découvert, il s'en serait suivi un effondrement des prix
de toutes les choses qui aurait fait ouvrir les yeux aux
membres du Parlement. C'est pourquoi le ministre
avait encore dépassé le quantum fixé par la convention monétaire de 1875 ; malgré cela l'argent avait
baissé de 8 0/0 fin de l'année 1875. L'argent continuait
de se déprécier. De 8 0/0 il était descendu à 13 0/0 fin
mars 1876 ; la situation devenait grave. Le ministre
des finances aurait dû dire au Parlement qu'un seul
remède s'imposait, c'était de revenir de suite à la fabrication des monnaies d'argent pour le compte de l'Etat
et de le proclamer hautement : l'argent serait revenu
au pair, plutôt que de laisser détruire les principes
de notre loi monétaire.

Mauvais conseil du ministre des finances.

Le ministre des finances était d'un avis contraire
aux intérêts français. Il conseilla au Parlement d'attendre la décision de l'Angleterre, ce qu'elle décide-
rait pour les Indes, avant de se prononcer sur la
question de l'argent, et il lui donna le conseil de s'en
rapporter au Sénat pour discuter cette question.
Pourquoi le Sénat ? pourquoi pas la Chambre des députés,
qui avait parmi ses membres des patriotes, des esprits
clairvoyants, lesquels, dans toutes les nombreuses
commissions monétaires de 1850 à 1867, avaient toujours donné une forte majorité pour le maintien de
notre unité monétaire, de la mesure universelle de la
valeur ? On reste stupéfait de la conduite, de l'audace
du ministre des finances ! Attendre la décision des
Anglais, de nos adversaires pour nous prononcer sur
cette grave question ? Mais, c'était leur donner la

victoire, leur permettre de faire baisser progressivement l'argent, détruire l'unité monétaire, c'était livrer la prospérité de notre agriculture et de la France aux Anglais et financiers usuriers cosmopolites.

L'habile manœuvre des financiers. L'argent baisse en France quand il n'y en a plus.

Un fait qui prouvera que les grands intérêts de la France ont été sacrifiés à ceux d'Israël Albion et la faiblesse du ministre des finances dans cette manœuvre ourdie contre nous, c'est qu'à cette époque il ne restait plus d'argent en lingots en France. Trois mois plus tard, M. le Gouverneur de la Banque de France, rapporteur au Sénat sur la question monétaire, en parlant de la liberté qu'on avait donnée au ministre des finances d'agir au mieux des intérêts du pays, pour la frappe des monnaies d'argent et des mesures qu'il avait prises à cet effet, tenait, dans la séance du Sénat du 24 juin 1876, les paroles suivantes : Ces mesures ont été tellement efficaces, malgré l'absence de toute loi, qu'il mettait au défi de trouver en ce moment 500,000 francs en lingots d'argent. Peut-on croire de pareilles choses, si cela ne figurait pas au *Journal officiel* du 24 juin 1876 ? On faisait croire qu'on était inondé d'argent, on suspendait le fonctionnement de notre loi qu'on violait, sous prétexte qu'il y avait grande abondance, qu'il y avait trop d'argent, et il n'y en avait pas 500,000 francs en lingots. Pour amener le triomphe d'Israël Albion, on faisait croire à nos représentants à un péril imaginaire. Pourquoi le ministre n'a-t-il pas acheté ces 500,000 francs de lingots d'argent, et donné des bons de monnaie pour 20 ou 30 millions, comme il l'avait fait en 1874 et 1875? l'argent aurait fait défaut, la hausse s'en serait suivie. Il aurait pu conseiller au Parlement d'en acheter pour 100 ou 200 millions de francs, la parité entre les deux métaux monétaires se serait rétablie immédiatement. La victoire était à nous. Notre unité monétaire serait sortie vainqueur du piège tendu par Israël Albion, la mesure universelle de la valeur aurait repris son fonctionnement un moment suspendu, pour rendre à l'univers les bienfaits des lois humanitaires de la Révolution de 1789. La situation de tous les peuples serait tout autre ; au lieu de ne voir partout que des ruines, des faillites, des malheureux et dans de certains pays la famine, on verrait au contraire la prospérité, le développement de la consommation, de la production et le bonheur de tous les peuples. Tous ces milliers de grands travailleurs victimes de cette abomination seraient encore debout à travailler à la prospérité générale de leurs pays, ils seraient encore leur maître, ils seraient encore heureux.

Les Anglais et financiers cosmopolites, malgré leurs victoires successives, auraient perdu la grande partie décisive. Et dire qu'à cette époque, sur 1.800 millions de monnaies à la Banque de France, il n'y avait que 495 millions d'argent, qu'on pouvait facilement en doubler le chiffre sans nuire à quoi que ce soit, au contraire.

Le plan d'Israël Albion dévoilé.
Contre-projet Hervé de Saisy.

En juin 1876, la baisse de l'argent étant arrivée à 15 0/0, M. Hervé de Saisy avait déposé dans les mains du président du Sénat le projet suivant :

Séance du 24 Juin 1876.

M. le Président soumet au Sénat le contre-projet Hervé de Saisy ainsi conçu :

Article 1er. — La fabrication des pièces de monnaie en argent sera suspendue pour le compte des particuliers.

Art. 2. — Le ministre des finances est autorisé à faire fabriquer des pièces de 5 francs en argent pour le compte de l'Etat.

Si l'article 1er avait été adopté, il n'aurait plus été possible de frapper des pièces de 5 francs pour le compte des particuliers.

Si l'article 2 avait été adopté, l'Etat aurait pu, comme c'était son droit, acheter l'argent nécessaire et fabriquer des monnaies d'argent jusqu'à ce que la parité entre les deux métaux eût été rétablie.

M. le Ministre des finances, disait M. Hervé de Saisy, voulait respecter la frappe de l'argent pour le compte des particuliers, mais quand on lui présentait un lingot d'argent, au lieu de respecter la loi qui dit de remettre les monnaies de suite, il en reculait les paiements à des échéances lointaines, ce qui amenait la baisse de l'argent. Pourquoi ne donnait-on pas de suite l'équivalent en monnaie des lingots d'argent, au lieu de faire perdre aux porteurs un an, dix-huit mois d'intérêts ? Cela aurait favorisé le maintien de la valeur du métal, la baisse aurait été moins rapide. M. le Ministre des finances voulait bien que les spéculateurs jouissent de la faveur de frapper de la monnaie avec une prime de 15 0/0, et il refusait ce droit à l'Etat, alors qu'il aurait pu en résulter des bénéfices considérables pour le Trésor.

Dans la même année, le ministre des finances de Belgique, M. Malou, avait frappé pour 10 millions d'écus d'argent sur lesquels il avait réalisé 13 0/0 de bénéfices pour l'Etat.

Il aurait fallu imiter la Belgique, acheter pour le compte de l'Etat 60 même 120 millions d'argent, le Trésor aurait réalisé des bénéfices légitimes, il aurait ramené la parité entre les deux métaux monétaires. Le ministre des finances faisait l'opposé, il travaillait pour ceux qui l'avaient mis au pouvoir.

M. Hervé de Saisy ne l'a pas ménagé. Il lui disait que le devoir de l'Etat était de fabriquer des écus d'argent en quantités importantes, qu'il aurait réalisé des bénéfices légitimes en empêchant les prix du métal argent de baisser de valeur outre mesure. Le ministre des finances, disait-il, a fait fabriquer pour le compte de l'Etat en 1874, 47 millions de francs de pièces de 5 francs en argent, quand la dépréciation de ce métal était de 4 à 5 0/0; aujourd'hui que l'écart est de 15 0/0, il ne veut plus que l'Etat frappe des monnaies d'argent, et il laisse fabriquer, en pièces de 5 francs par les spéculateurs, les 81 millions disponibles en 1876. Il y avait sur cette somme 12 millions qu'on aurait pu faire gagner au Trésor. Pourquoi ce changement ? Il lui disait qu'au lieu d'obéir aux principes il les dirigeait, qu'on pouvait constater dans ses discours de continuelles variations.

Le ministre des finances ayant sollicité le vote des décrets lui donnant le pouvoir absolu, de suspendre la frappe de l'argent ou d'en frapper à son gré, M. Hervé de Saisy demandait au Sénat de les lui refuser, disant que de si graves décisions ne devaient dépendre que de la loi, que les décrets étaient aussi éphémères que les ministres eux-mêmes. Il conseillait au Sénat de ne pas exposer les destinées de notre système monétaire à la mobilité des décrets et des ministres. Les décrets, disait-il, pourraient être abrogés, disparaître sans que vous le sachiez. En confiant le sort de notre monnaie à une loi, on ne pourrait la modifier qu'avec vous, on ne pourra rien faire sans vous, une loi vous donnera toute confiance, elle la donnera aussi, à la sécurité publique, elle sera l'œuvre d'un gouvernement légal qui a souci des intérêts de la nation. Le régime des décrets, au contraire, c'est le triomphe de l'arbitraire, de l'administration personnelle qu'il faut repousser législativement. Il voulait de plus que l'Etat puisse toujours avoir le droit de fabriquer des monnaies pour ses besoins. Avec son contre-projet, il n'y avait plus de privilèges possibles pour les particuliers. L'Etat aurait été seul autorisé à frapper des pièces de 5 francs, attendu qu'il était garant de la valeur intrinsèque de nos monnaies. En présentant son contre-projet, il n'était animé que par le sentiment du devoir, disait-il, il aurait voulu sauvegarder la fortune publique des atteintes qu'on aurait pu lui faire subir, et en même temps notre situation monétaire qu'entraînait avec elle l'instabilité des décrets.

C'est dans cette pensée qu'il avait conçu l'article 2 du contre-projet qu'il priait le Sénat de vouloir bien sanctionner en approuvant ces principes qui étaient d'accord avec sa constante tradition. Telles furent les patriotiques paroles de M. Hervé de Saisy dans la malheureuse séance du 21 juin 1876.

Il avait bien raison, M. Hervé de Saisy, dans le langage qu'il tenait au ministre des finances. Tous mes lecteurs seront fixés sur la conduite inexplicable de ce dernier, quand il lui demandait pourquoi ce changement? pourquoi ces deux poids et mesures? quand il lui disait qu'au lieu d'obéir aux principes de notre loi monétaire qui ordonnait la frappe pour l'Etat et les particuliers, il dirigeait le Sénat dans d'autres principes, tout à fait contraires à [ceux qui avaient

inspiré notre loi, à ceux des grands génies de 1789.
Il n'avait pas confiance dans le ministre, il craignait
que les intérêts du pays ne fussent pas bien défendus,
quand il demandait si patriotiquement au Sénat de ne
pas exposer la prospérité de notre agriculture, les
destinées de la France, à la mobilité des décrets et
des ministres, que ceux-ci auraient pu ne pas être
assez vigilants, qu'il fallait confier le sort de notre
système monétaire à une loi.

C'était au nom de la liberté qu'il parlait, quand il
disait que le régime des décrets était le triomphe du
pouvoir personnel, de l'arbitraire et du despotisme,
qu'il fallait le repousser législativement.

N'était-il pas aussi dans le droit, quand il revendi-
quait pour l'Etat le droit de fabriquer des pièces de
5 francs à son gré et selon ses besoins ? c'était le seul
moyen de faire échouer le plan secret des Anglais.
L'Etat frappant monnaie, il aurait ramené la parité
des deux métaux, fait respecter l'unité monétaire.

M. Hervé de Saisy réclamait une loi pour qu'on ne
puisse pas trahir les intérêts de la France, pour
empêcher le ministre de pouvoir rien modifier à
notre loi monétaire sans demander l'avis du Parlement
et sans lui en exposer les motifs. On pourrait alors,
disait-il, avoir confiance dans la discussion et la vigi-
lance des membres du Parlement, qui sauraient
défendre les intérêts de la nation.

On penserait qu'après d'aussi éloquentes paroles,
d'aussi sages conseils dictés par le patriotisme, la
défense des grands intérêts du pays, qu'après avoir
défendu les principes humanitaires des lois de 1789 et
la liberté contre une administration personnelle arbitraire, contre le despotisme des Anglais et financiers
cosmopolites, le contre-projet de M. Hervé de Saisy,

qui garantissait le présent, sauvegardait l'avenir, aurait été voté à la presque unanimité.

Le ministre des finances combat le projet Hervé de Saisy.

Le ministre répondit à M. Hervé de Saisy en demandant au Sénat de rejeter le contre-projet ; que l'écart de 15 0/0 de la valeur du lingot d'argent en monnaies n'était pas un bénéfice réel, parce que les porteurs de lingots étaient remis à une échéance lointaine pour leur faire perdre une partie des bénéfices réalisés, il disait que la véritable discussion est celle de l'étalon d'or en présence du double étalon, qu'une monnaie doit avoir trois caractères généraux :

1° La liberté de fabrication ;

2° Production illimitée.

3° Fabrication par l'Etat et paiement des dettes d'une façon illimitée.

Si, dans la circulation, il y avait une véritable monnaie ayant les caractères généraux qu'il avait indiqués et une autre monnaie ayant les caractères d'une monnaie d'appoint, on aurait été dans le système du simple étalon.

Les trois caractères généraux des monnaies.

Par notre loi monétaire, nous étions au système du simple étalon, nous étions à l'étalon unique d'argent. Est-ce que les grands génies de la Révolution n'avaient pas décrété, par la loi du 18 germinal an III, et confirmé huit ans plus tard par la loi du 28 mars 1803, qu'il n'y avait qu'une monnaie constitutionnelle, l'argent ! que l'unité monétaire invariable aurait conservé le nom de franc, que le titre de la monnaie d'argent aurait été de 9 parties de métal pur et une partie d'alliage, que 5 grammes d'argent auraient constitué l'unité monétaire invariable sous le nom de franc, lequel aurait représenté la mesure de la valeur qui fut acceptée par l'univers ? Ce franc d'argent avait bien les trois caractères généraux dont parlait le ministre des finances, et les monnaies d'or et de cuivre variables avaient bien les caractères de monnaies additionnelles ou d'appoint, reconnues par une addition à notre loi monétaire de 1803, laquelle ordonnait de frapper les monnaies d'or à 15 1/2 d'argent contre 1 d'or. Pour induire les législateurs en erreur, on ne parlait jamais de notre loi, de notre monnaie constitutionnelle, on parlait toujours d'un double étalon monétaire imaginaire qui n'existait pas, ils le savaient bien, mais pour faire triompher les Anglais et les financiers cosmopolites, il fallait des arguments, et on n'en pouvait trouver que de faux, car notre loi monétaire avait été trop bien discutée et étudiée pendant 14 ans par les grands législateurs de 1789.

PREMIER CARACTÈRE

La liberté de fabrication.

Le ministre des finances venait dire que notre monnaie d'appoint n'avait plus le caractère de la véritable monnaie : 1° Puisqu'elle ne pouvait plus être fabriquée par des particuliers, mais il parlait de l'argent, il avait renversé les rôles, l'argent était notre étalon monétaire, notre monnaie constitutionnelle invariable, c'était l'or qui était notre monnaie d'appoint, pourquoi avait-il augmenté illégalement sans raison ? Parce qu'on avait arrêté le fonctionnement de notre loi monétaire, parce qu'en 1873, sans consulter le Parlement, on avait empêché de fabriquer des pièces de 5 francs en argent, en détruisant notre unité monétaire, le franc d'argent, cette mesure universelle de la valeur.

Quand M. le ministre des finances, de son autorité personnelle, a fait suspendre la frappe de l'argent, limité la fabrication des monnaies d'argent, il n'en avait pas le droit. Pourquoi l'a-t-il fait ? Pour empêcher le rétablissement de la parité des deux métaux. Sans cette faute impardonnable, peut-être commise à dessein, on est en droit de supposer que l'argent serait revenu à son prix normal ; mais pour plaire aux Anglais et financiers, pour qu'ils triomphassent dans leur plan secret il fallait supprimer l'étalon d'argent et le remplacer par l'étalon d'or, supprimer la mesure universelle de la valeur, si honnête, adoptée par la France et l'univers et imposer au monde la mesure illégale, la mesure inique des Anglais, l'étalon d'or. Voilà pourquoi la liberté de fabrication n'existait plus ! Mais à qui la faute ? si ce n'est au ministre lui-même qui l'avait fait suspendre.

Un simple décret du ministre des finances peut ordonner la remise en fonction de notre loi monétaire.

DEUXIÈME CARACTÈRE

Production illimitée.

Le ministre venait dire que la monnaie devait être fabriquée par l'Etat ; mais elle l'avait été depuis 3/4 de siècle, fabriquée par l'Etat, et si elle ne l'était plus, c'était parce que son prédécesseur, au mépris de la loi et de la justice, l'avait empêchée, que lui-même demandait encore au Sénat de refuser à l'Etat ce droit sacré, qui, en sauvegardant notre loi, sauvegardait les grands principes de la Révolution de 1789 et l'avenir de la patrie.

Pourquoi demandait-il au Sénat de rejeter une loi qui aurait donné le droit à l'Etat de fabriquer de la monnaie ? alors que le trésor aurait réalisé de si grands bénéfices légitimes ? en faisant respecter notre unité monétaire, notre loi ? il préférait laisser réaliser les bénéfices par les financiers et détruire notre loi ; n'est-ce pas un comble ?

TROISIÈME CARACTÈRE

Fabrication par l'Etat et paiement de dettes d'une façon illimitée

Le ministre des finances disait que l'argent ne servait plus à payer totalement ses dettes d'une façon indéterminée, puisqu'on ne pouvait plus se libérer en argent en France que jusqu'à concurrence de 50 francs.

Mais là encore, qui avait porté atteinte au pouvoir libératoire des monnaies d'argent, à l'un des principes de notre loi, si ce n'est le ministre des finances lui-même, qui, au lieu de respecter notre loi monétaire et de la faire respecter, comme c'était son devoir, avait commis la faute impardonnable de laisser entrer en France de la fausse monnaie et d'en laisser fabriquer à $\frac{835}{1000}$ au lieu de $\frac{900}{1000}$ pour porter atteinte aux principes d'alliage de notre loi ? Qui venait demander à la convention de l'Union latine de limiter le paiement des menues monnaies d'argent au chiffre illusoire de 50 francs ? C'était le représentant de la France. N'est-on pas en droit de supposer, avec raison, que la convention de l'Union latine de 1865 avait été créée dans le but secret de porter atteinte au pouvoir libératoire des menues monnaies d'argent, qu'on avait peut-être laissé fabriquer à un faux titre d'alliage dans le but d'arriver à empêcher le paiement au-dessus de 50 fr.

Ce sont les ministres des finances, tous d'accord entre eux, après avoir eux-mêmes et à dessein détruit ou laissé détruire un à un tous les principes de notre loi monétaire, qui viennent dire au Parlement que ces grands principes des lois de nos pères n'existaient plus! C'est ce que voulait démontrer le ministre des finances après les avoir, lui et ses prédécesseurs, laissé détruire au lieu de les défendre! N'est-ce pas le comble de l'impudence? M. Hervé de Saisy, disait-il, demandait que par une loi vous reconnaissiez que l'argent ne pouvait plus être fabriqué en monnaies pour le compte des particuliers, et que par une autre loi, il puisse être fabriqué pour le compte de l'Etat.

Les lois que M. Hervé de Saisy demandait étaient si justes qu'on ne pouvait les combattre qu'en dénaturant les faits.

On venait dire que si on donnait à l'Etat le droit de fabriquer des monnaies d'argent, il aurait été facile de lui dire l'année suivante que l'argent ayant perdu son caractère de monnaie véritable, il ne pouvait plus limiter son pouvoir libératoire qu'à 150 ou 250 francs, qu'alors le coup aurait porté, que la monnaie n'aurait plus été qu'une monnaie d'appoint, que l'année suivante, on aurait demandé de la supprimer, et alors il n'y aurait plus eu que l'étalon d'or. Quelle audace! Après avoir dit que la monnaie d'argent était une monnaie d'appoint, le ministre se déjugeait pour faire rejeter le contre-projet Hervé de Saisy, il venait dire que la monnaie d'argent était la véritable monnaie, alors qu'il avait tout fait, tout tenté pour la faire détruire, pour faire baisser l'argent ! Il venait s'en dire le défenseur, quand toutes ses habiles combinaisons, tous ses actes présents et passés étaient et avaient toujours été en complète contradiction avec ses paroles !

Qui aurait pu venir dire à l'Etat que l'argent avait perdu son caractère de monnaie véritable ?

Qui aurait pu venir contester à l'Etat le droit de payer avec la monnaie de la constitution ? N'était-il pas le maître absolu !

C'était à lui de donner des ordres et non d'en recevoir, il aurait dû faire respecter la loi, et briser comme verre ceux qui s'y seraient opposés. On prétendait que la frappe des monnaies d'argent par l'Etat l'aurait fait baisser; c'était une supposition erronée, le contraire aurait certainement eu lieu. L'Etat achetant pour fabriquer des monnaies, aurait fait hausser la valeur de ce métal, c'est certain, tout le monde en conviendra. C'est pour éviter que la hausse de l'argent se produisît, pour empêcher ce bonheur, pour faire triompher le plan secret des Anglais, qu'on venait de nouveau induire les sénateurs en erreur en leur comptant de pareilles balivernes.

Que pensera la postérité de la conduite du ministre des finances, dans ces grandes discussions qui devaient avoir tant d'importance pour la prospérité et l'avenir du pays? Le ministre engageait les sénateurs à rejeter le contre-projet de M. Hervé de Saisy et à voter pour le *statu quo*, lequel, par décret, l'autorisait à suspendre la frappe des monnaies d'argent pour le compte des particuliers et le laissait seul juge sur l'opportunité de ces mesures qu'il pourrait appliquer selon les besoins de la situation. Tandis que si, à l'application de ces mesures, on lui donnait le caractère absolu et définitif d'une loi, dans ce cas, il ne lui aurait plus

4

été possible de pouvoir rien modifier, et il proposa de voter contre le projet Hervé de Saisy.

Hervé de Saisy avait combattu le vote des décrets pour notre système monétaire parce que, disait-il, c'était le pouvoir du triomphe personnel, du despotisme, il voulait que notre régime monétaire restât confié, comme par le passé, à une loi, pour la sauvegarde des destinées et de l'avenir de la patrie; il n'avait pas confiance dans les décrets, il avait bien raison, d'après ce qui s'était passé avec les engagements des conventions monétaires de 1874-1875 qui n'avaient pas été respectés, c'est grâce à ces maudits décrets, qui plaçaient le ministre des finances au-dessus du Parlement, qu'on était arrivé à faire baisser l'argent, à détruire les grands principes de la Révolution de 1789, notre loi monétaire, le franc, la mesure universelle de la valeur, dont le maintien était si utile pour la stabilité, la probité des affaires, pour la prospérité générale de la France et de l'univers.

Pour le malheur de la France, M. Hervé de Saisy se trouvait en face de sénateurs incompétents, qui avaient très probablement été travaillés à dessein par les économistes, une partie de la presse et par l'influence des chefs des partis politiques, dont bon nombre, et des plus influents, étaient dévoués aux intérêts d'Israël Albion.

Les principes qu'avait invoqués avec tant de raison et de patriotisme M. Hervé de Saisy, les principes des grands génies de 1789 et de notre loi monétaire qui avaient toujours été respectés par le Parlement de 1803 à 1876, malgré toutes les nombreuses commissions sollicitées de 1850 à 1867 et nommées dans l'espoir de pouvoir y porter atteinte, sans jamais réussir, ces grands principes furent cette fois repoussés par le Sénat, qui rejeta le contre-projet de M. Hervé de Saisy.

Les Anglais et financiers cosmopolites avaient gagné le Sénat à leur cause et remporté une nouvelle victoire.

M. de Parieu ayant dit que, dans l'intérêt général, il aurait voté contre les décrets demandés par le ministre des finances, le rapporteur de la question au Sénat demanda la parole. Après s'être adroitement servi lui et les ministres des finances de l'influence de M. de Parieu, qu'on avait induit en erreur, en lui faisant croire à un péril imaginaire d'une grande invasion de monnaies d'argent en France, alors qu'ils savaient ce péril ne pas exister, que le contraire aurait eu lieu, après l'avoir fait nommer président de presque toutes les commissions parlementaires et conférences monétaires pour gagner le vote de la majorité à leur cause et s'assurer plus facilement le triomphe d'Israël Albion, alors que M. de Parieu se range à l'avis de M. Hervé de Saisy; pour détourner l'attention des sénateurs, on venait lui dire que ce qu'il voulait, c'était supprimer l'argent (c'était le contraire puisqu'il demandait une loi pour qu'on en fasse fabriquer par l'Etat), qu'il avait toujours rêvé l'étalon d'or.

Que ferez-vous, lui demandait M. le rapporteur au Sénat, des 2 milliards de monnaie d'argent en France en les supprimant? que la perte en serait énorme, que ce serait jeter le pays dans de terribles aventures, alors qu'il avait tant besoin du repos, que la production de l'or avait diminué de 952 millions en 1852 à 490 millions en 1876.

Quand vous aurez supprimé l'argent, il ne vous restera plus assez d'or pour les besoins des affaires, mais les intérêts du monde qu'en ferez-vous?

Il venait impressionner les sénateurs par de fausses prédictions, il venait dire le contraire de ce qui serait arrivé et contribuer ainsi à faire donner la majorité au vote des malheureux décrets.

Il se posait, avec les ministres, en défenseur de la monnaie d'argent, après avoir tant contribué à la faire diminuer, en portant atteinte à notre loi monétaire, et il disait aux sénateurs, qui l'ont malheureusement cru, que le projet de M. Hervé de Saisy aurait été un grand péril pour la France : Il aurait au contraire maintenu la prospérité, sauvé notre unité monétaire, fait respecter notre loi, il aurait sauvé la patrie de la plus terrible des crises.

Le temps, ce grand juge impartial, s'est prononcé sur les prédictions erronées du rapporteur, en doublant la valeur de l'or et en faisant baisser notre métal monétaire constitutionnel, l'argent en lingot de plus de 50 0/0, en ruinant notre agriculture, en faisant succéder à la stabilité des affaires, à la loyauté des transactions universelles le gâchis, l'incertitude des affaires, la perfidie des transactions d'outre-mer par la hausse illégale de l'or, qui permet aux spéculateurs de ce métal de ruiner tous les producteurs agricoles de France et de l'Europe, en attendant le tour des producteurs industriels.

Le rapporteur au Sénat demanda qu'on voulût bien voter les décrets qui donneraient au ministre le droit de suspendre la fabrication des pièces de 5 francs en argent, le droit de pouvoir la limiter par décret, de pouvoir en fabriquer dans de certains cas pour l'Etat et pour les particuliers. C'était donner au ministre le droit absolu, le droit impératif de faire ce qu'il aurait jugé utile, ce qu'il aurait voulu de notre système monétaire, sans consulter le Parlement.

Pourquoi cette demande de décrets ? Pourquoi cette crainte? S'il avait été sincère, pour sa responsabilité personnelle, le ministre des finances aurait dû la demander, cette loi, et ne rien faire sans consulter le Parlement. Quand on a l'intention de bien agir, on ne craint pas le contrôle, mais lui n'agissait pas pour des intérêts français, il travaillait contre, c'est pourquoi il ne voulait pas de contrôle et pour cause :

Il venait demander aux sénateurs de voter les décrets pour conserver à l'argent, auquel on n'avait pas touché législativement, la qualité pleine et entière de véritable monnaie, alors qu'il savait qu'en votant les décrets, le contraire serait arrivé, on lui donnait le pouvoir absolu de faire baisser l'argent, de sacrifier les intérêts de la France pour faire triompher les Anglais et les financiers usuriers cosmopolites, ce qu'ils ont fait, ce qui est arrivé malheureusement ; le temps l'a prouvé.

Les hommes d'Etat, les économistes des nations voisines, voyaient bien le piège tendu à la prospérité, à l'avenir de la France.

Dans un but fraternel, pour appeler l'attention des législateurs français, un journal de Vienne du 17 juin 1876 disait :

« Si l'honorable Say et l'honorable Rouland, dans la discussion du Sénat sur la loi monétaire avaient remporté quelques victoires, en face des faits, c'étaient des victoires de Pyrrhus. » Il voulait dire des victoires qui, pour la France, étaient pires que des défaites. Ces paroles, prononcées au Sénat dans la séance du 24 juin 1876, auraient dû faire réfléchir nos sénateurs. Il n'en fut rien.

Nos législateurs ne comprirent point les intérêts du pays, ils ne suivirent point les sages conseils de M. Hervé de Saisy, ils se laissèrent endoctriner par les prédictions erronées du rapporteur.

Les décrets autorisant le ministre des finances à suspendre la fabrication des pièces de 5 francs en argent, lui donnant le droit de pouvoir la limiter par décret, de pouvoir, dans de certains cas, en fabriquer pour l'Etat ou pour les particuliers, furent votés.

Quelle grande et terrible faute !

Notre loi monétaire avait été créée dans le but de favoriser les affaires, d'annuler tous les privilèges, d'empêcher les financiers usuriers d'exploiter illégalement tous les travailleurs.

On donnait à un ministre, qu'on savait dévoué aux intérêts des financiers cosmopolites et des Anglais, le pouvoir absolu, le privilège monstrueux de faire ce qu'il aurait voulu de notre loi monétaire, de notre régime économique, de l'avenir de notre chère France.

Quelle erreur ! quelle faute impardonnable ! Et c'est dans ce grand pays qui avait tout fait pour la liberté, l'humanité et le bien-être de tous les peuples ; c'est en République, régime soi-disant de la liberté, qu'on venait renier les grands principes de la Révolution française, en donnant le pouvoir souverain à un ministre de détruire l'œuvre de notre grand Mirabeau. l'unité monétaire, la mesure universelle de la valeur qui régissait toutes les transactions des nations de l'univers à la satisfaction générale.

On ne pourrait le croire, si les faits n'étaient là pour nous convaincre.

Pourquoi nos aïeux avaient-ils fait une si grande révolution ? Grand Dieu !

Les défenseurs des intérêts de la patrie étaient mis en minorité par une majorité d'inconscients qui livraient l'avenir et la prospérité de la France à Israël Albion.

La majorité de nos législateurs ne voyait point l'abîme dans lequel on attirait la France, elle ne voyait que le côté superficiel de la question, elle ne voyait que la perte de la différence sur la valeur de la monnaie, elle ne pensait pas à la mesure universelle de la valeur qu'elle détruisait, à cette mesure qui avait été respectée par l'univers et qui, depuis trois quarts de siècle, régissait toutes les affaires universelles d'outre-mer, dont les conséquences auraient été vingt fois plus terribles pour notre pays que la perte sur la monnaie d'argent.

Ils avaient bien raison, les économistes autrichiens, la destruction de la mesure de la valeur devait, en ruinant nos agriculteurs et industriels, amener l'état de choses actuel, la hausse illégale de l'or, l'effondrement des prix, elle livrait tous nos producteurs, tous nos ouvriers agricoles, si nombreux, à la merci, à la rapacité des Anglais et financiers usuriers cosmopolites.

On comprend le motif qui avait engagé le ministre des finances à demander à la Chambre de s'en rapporter au Sénat pour trancher cette grave question monétaire, que celle-ci avait toujours fait respecter. Les Autrichiens avaient prévu juste.

La Chambre des députés, probablement impressionnée par le vote du Sénat, et gagnée par les membres influents des partis politiques, ratifia le malheureux vote du Sénat et la fabrication des monnaies d'argent fut suspendue, l'unité monétaire, la mesure universelle de la valeur détruite. Les grands principes humanitaires de Mirabeau qui avaient fait notre France si grande, si prospère, si riche, qui avaient rendu les travailleurs français si heureux de 1789 à 1876, furent suspendus, anéantis. Les sages conseils qu'il avait donnés à ses successeurs pour le bien de la France et de l'humanité, foulés aux pieds. Quand il disait que l'avenir de notre agriculture, la prospérité générale, la richesse des nations, l'avenir de la patrie étaient en raison directe de l'abondance de la

monnaie, qu'il était du devoir de tous les législateurs
d'en faire fabriquer le plus possible par tous les
moyens en leur pouvoir.

Qu'a-t-on fait, grand Dieu? On a fait l'opposé pour
nous rendre malheureux.

Mirabeau et les autres grands génies de 1789, après
avoir supprimé tous les abus, tous les privilèges, nous
avaient donné la liberté et les moyens de la conserver
avec l'unité monétaire, la mesure de la valeur.

Après plus de 3/4 de siècle d'expérience et de bonheur, on a laissé détruire ces grands principes.

On détruisit la mesure de la valeur en autorisant le
privilège monstrueux de la hausse de l'or, qui a amené
pour la France la ruine d'une partie de notre agriculture, des pertes incalculables mentionnées dans ma
précédente brochure, *Le peril de la France et des
pays à étalon d'or*.

Il n'y a pas surproduction de produits agricoles.

Beaucoup d'économistes rejettent les causes de la
crise sur la surproduction. C'est une erreur lancée
comme toutes les autres pour tromper les législateurs
et le peuple.

L'augmentation de la population est plus élevée,
proportion gardée, que l'augmentation de la production
agricole, laquelle s'est trouvée entravée, réduite par
la raréfaction de la monnaie dans la circulation
publique.

La gêne force les consommateurs à se restreindre et
à se priver de bien des choses parfois indispensables;
c'est ce qui amène le trop-plein, la baisse de tous les
produits ; il en est du vin comme de tous le reste, on

n'en vend plus autant qu'il y a quinze, vingt ans et il se vend à des prix moins élevés.

Certains économistes viennent dire que les bimétallistes sont dans l'erreur quand ils rejettent la baisse des prix sur les produits des pays à monnaie d'argent, attendu que la majorité des produits importés viennent des pays à étalon d'or, les Etats-Unis, la Russie, etc., mais ils se gardent bien de nous dire que les Anglais, les spéculateurs d'or n'achètent ces produits qu'aux cours pratiqués dans les pays à monnaie d'argent ou papiers avariés, que les prix des produits de ces pays leur servent de prix de comparaison, ils veulent bien acheter ceux des pays à étalon d'or, mais aux mêmes cours ; le besoin de vendre force les producteurs de ces pays à accepter les prix ruineux qu'on leur offre, voilà pourquoi tant de produits arrivent des pays à étalon d'or où les spéculateurs sont cause de tant de ruines, de désastres incalculables et irréparables. Ils le savent bien, les Anglais, mais ils en rient, ils en sont heureux ; pour eux, l'humanité, la vie des êtres humains, ils s'en moquent, ils ont doublé la valeur de l'or pour ruiner les autres peuples, même leurs frères irlandais qui souffrent cet hiver de la famine, ils trouvent cela tout naturel ; ils savent qu'ils ne pourront dominer les autres peuples qu'en les ruinant, en les rendant malheureux, leur plan secret est en train de se réaliser, lentement mais sûrement. Le seul obstacle était la France, avec sa riche production agricole ; mais grâce à leur perfidie, avec la hausse de l'or, ils ont ruiné les deux tiers de nos cultivateurs, ils ont fait baisser la valeur du sol de 30 à 40 0/0. On le voit, si on continue de les laisser faire, ce n'est plus qu'une question de temps.

Quelle serait la situation agricole, la prospérité de la France et même de l'univers si on avait respecté et fait respecter par les autres peuples l'unité monétaire, la mesure universelle de la valeur?

Nous serions encore la première nation du monde, nos stocks si importants de numéraire, au lieu de s'immobiliser dans les coffres des Anglais, des financiers cosmopolites et des banquiers, dont ils ne savent que faire, où ils sont venus apporter le trouble, faire baisser le taux de la rente et des intérêts de 30 à 40 0/0, augmenter la valeur de nos rentes des valeurs mobilières d'une façon insensée et dangereuse pour l'avenir (le temps jugera); ce numéraire serait resté dans les mains de nos cultivateurs, où il était si utile, où il aurait rapporté le double en maintenant les prix de la terre, le taux des intérêts, celui de la rente, la valeur de toutes les choses, qui aurait permis à la consommation de se développer; il n'y aurait pas eu de crise. Non!

La population se serait accrue en France comme ailleurs, ou à peu près, en raison de l'augmentation de la prospérité que nous aurait donné notre agriculture.

L'abondance de numéraire nous aurait engagés à envoyer une partie de l'excédent de population en Amérique, où nous aurions pu, grâce à nos nombreux capitaux, faire des prodiges, créer des chemins de fer, des industries, développer la production agricole, faire deux nouvelles France où nos enfants auraient été aussi heureux que dans la mère patrie.

Les Anglais ont pris notre place et les Allemands les imitent.

Si on avait maintenu la mesure universelle de la valeur, la population du monde se serait encore accrue davantage, la production agricole aurait augmenté considérablement. Tous les peuples aspirent au bonheur de pouvoir vivre et s'entretenir comme nous, s'ils pouvaient consommer du blé à volonté il faudrait produire

le double, ce ne serait pas 900 millons de quintaux
qu'il faudrait dans l'univers, mais 1.500 millions, et
on y serait arrivé avec le maintien de notre loi monétaire. Il en aurait été de même d'autres productions
d'objets de consommation qui auraient fortement
augmenté, la circulation et la production du numéraire auraient doublé, en favorisant le progrès dans
toutes les nations de l'univers, en rendant tous les
peuples heureux et frères. Voilà ce qui serait arrivé
si on avait suivi les conseils de notre grand Mirabeau
(de ce père du peuple, comme l'appelaient les
Marseillais) et autres grands génies de la Révolution
française. Mais la perfide Albion était là, guettant
comme un oiseau de proie qui attend sa victime
l'occasion favorable de paralyser la prospérité, la
volonté des travailleurs, de détruire l'unité monétaire,
la mesure de la valeur, ce grand régulateur des
transactions honnêtes, universelles, qui avait permis
à la France et à l'univers de faire de si grandes choses
pour la fraternité des peuples et la liberté. Depuis ce
grand crime commis envers l'humanité, que voit-on ?
A la stabilité, à la prospérité générale, a succédé
l'anarchie, la ruine des producteurs et des travailleurs
exploités illégalement par les spéculateurs de l'or,
lesquels forcent les prix de tous les produits de la
France et de l'Europe à se niveler avec ceux des pays
à monnaie d'argent; les spéculateurs d'or paient ces
derniers avec la différence du change en réalisant des
bénéfices fantastiques. Depuis on voit la misère régner
presque partout, en Italie, en Espagne, en Irlande,
aux Indes et dans bien d'autres pays de l'ancien et du
nouveau monde, où des millions de malheureux souffrent de la faim, obligés de s'alimenter de nourritures
malsaines qui leur donnent le choléra, comme aux
Indes.

Qu'on revienne donc, grand Dieu ! à l'unité monétaire, à la frappe de l'argent : tous ces millions
de malheureux Indiens, Irlandais et tant d'autres
peuples, pressurés par les Anglais, cesseront de l'être,
ils seront libres, ils vivront comme nous, tous ces
peuples pourront manger du pain, la consommation
doublera : c'est la raréfaction de la monnaie qui a
empêché ce bonheur.

Que penser de ce peuple anglais qui, pour son égoïsme,
a arrêté les bienfaits de la Révolution pour pressurer,
avec la hausse illégale de l'or, plus de 200 millions de
ses colons indiens et ses frères irlandais. Et dire
que ce peuple monstrueux fait la loi au monde et
qu'en France on a laissé et on laisse encore faire ! On
a même fait plus, car, qu'on le sache bien, c'est la
France qui a détruit l'unité monétaire, la mesure de
la valeur, mais ce n'était pas notre France, le peuple
français ! non ! ce n'était pas notre France, à laquelle
on a caché et on cache encore la vérité, mais la
France des anglomanes, la France des financiers usuriers cosmopolites, la France des Français d'adoption
qui l'ont adoptée pour la trahir et qui sont placés en
partie à la tête des pouvoirs pour favoriser le plan
secret d'Israël Albion.

Comment les Anglais et financiers cosmo-
polites ont pu se rendre maîtres des
destinées de la France.

On est étonné que les législateurs, les hommes
d'Etat français, les travailleurs qui s'occupent des
questions économiques n'aient pas appelé l'attention
des hommes placés à la tête du gouvernement, que
la presse, les écrivains n'aient pas fait le nécessaire

pour sauvegarder les intérêts du pays, contre les menées perfides des Anglais et financiers usuriers cosmopolites.

On est étonné de la crise, de la baisse des rentes et de la propriété : ceux qui ont étudié les agissements des Anglais et financiers cosmopolites ne sont étonnés que d'une chose, c'est que la France soit encore debout, exploitée perfidement comme elle l'est depuis 20 ans.

La principale chose à respecter pour nos cultivateurs, c'était de maintenir les mêmes conditions de production que par le passé, faire respecter l'unité monétaire, la mesure de la valeur, pour que nos producteurs soient sur le pied d'égalité de leurs concurrents étrangers, ce qui n'existe malheureusement plus. Je l'ai démontré dans ma brochure précédente : *Le péril de la France et des pays à étalon d'or.*

Avant que les hommes politiques, inféodés aux Anglais, soient arrivés au pouvoir, le peuple français était uni. il existait des liens de fraternité, de patriotisme et de bonne entente partout dans toutes les sociétés. Il n'y avait alors qu'un parti national dont la politique était exclue.

Il y avait bien la secte des francs-maçons, infime alors, dont la raison d'exister ne pouvait être que de servir les intérêts anglais et financiers cosmopolites contre ceux de la mère patrie. Ils ont sans doute été créés et largement rétribués pour espionner la France dans son organisation, dans tout ce qui faisait sa force, sa grandeur, sa richesse. Israël Albion a été bien renseigné par la secte, ce qui lui a permis de préparer longtemps d'avance ce terrible plan secret qui nous menace de la destruction de la patrie.

Les francs-maçons ne pouvaient rien avant 1870. Dans toutes nos communes, grandes ou petites, tout le

monde, sans distinction d'opinion, se ralliait au grand
parti national patriote, on avait accepté le parti au
pouvoir et la grande majorité des Français, heureuse
de la situation actuelle d'alors, de la prospérité générale, ne demandait qu'une chose, se jeter dans l'arène
du travail, suivre l'exemple de nos pères pour accroître
son patrimoine, la richesse publique, en augmentant
son bien-être et celui du peuple français. Jusqu'alors
tous les travailleurs qui s'étaient jetés dans l'arène du
travail agricole industriel avaient toujours réussi, à
de rares exceptions près, car alors rien ne pouvait
entraver leur bonne volonté, leur énergie, leur intel-
ligence ; l'autorité, le droit, la probité étaient respectés
en France. Le grand régulateur de Mirabeau, l'unité
monétaire, la mesure universelle de la valeur qui
régissait toutes les transactions universelles empê-
chait les Anglais et financiers usuriers cosmopolites
d'exploiter illégalement les producteurs, lesquels
faisaient profiter leurs ouvriers et le peuple en raison
des profits réalisés et contribuaient pour une si large
part à la richesse nationale.

La prospérité était générale, elle s'annonçait comme
devant se propager dans tout l'univers en permettant
aux nations d'Europe et du nouveau monde d'imiter
la France.

Les grands génies de la Révolution de 1789 avaient
semé, les Français avaient récolté, il restait à la
France à dévoiler à l'univers, comme elle l'a fait dans
sa grande exposition de 1867 tous les progrès et les
bienfaits réalisés, grâce aux lois humanitaires de
1789, pour que tous les peuples nous imitassent, pour
qu'ils pussent arriver, avec le temps, à vivre comme
nous, à jouir du même bien-être, à voir aussi arriver
chez eux la prospérité.

Oui ! je le dis avec une conviction inébranlable, si

on avait respecté les principes de 1789, l'unité monétaire, la mesure universelle de la valeur, en maintenant la frappe libre des monnaies d'argent, la situation
de la France et de l'Europe serait tout autre ; au lieu
de la crise qui atteint la France, la Russie, l'Europe
et les Etats-Unis d'Amérique ; au lieu des ruines qu'on
voit partout, de la misère, des nombreux emprunts
successifs faits par tous les Etats, de la diminution
des rentes, de la valeur de la terre et de tous les
produits (excepté les valeurs mobilières et pour cause) :
la prospérité aurait continué sa marche ascendante,
les usines fermées fonctionneraient encore, notre
agriculture aurait conservé la prospérité d'autrefois,
la valeur des produits se serait maintenue ; les graines
oléagineuses, les lins, etc., auraient été produits par
notre sol, de nombreux milliards d'importations de
produits agricoles n'auraient pas eu lieu (voir la
brochure : *Le péril de la France et des pays à étalon
d'or*), il y aurait eu une abondance de numéraire qui
aurait augmenté la fortune publique. Les salaires
auraient augmenté, favorisant la consommation, la
prospérité. La richesse que nous avions vu se développer de 1850 à 1873 aurait continué sa marche
ascendante en France et dans toutes les nations, qui
n'avaient qu'à nous imiter et qui ne demandaient
qu'à marcher. Elles espéraient voir arriver dans leur
pays l'excédent d'une partie du numéraire français
pour se développer ; cela n'aurait plus tardé, quand
tout à coup, sans qu'on s'en aperçut, les Anglais
vinrent, avec leur égoïsme, leur perfidie habituelles,
tout bouleverser, changer la face des choses, en se
servant adroitement, perfidement de la France pour
faire détruire l'œuvre de Mirabeau, l'unité monétaire,
la mesure universelle de la valeur qui régissait toutes
les transactions de l'univers.

Dès que les financiers cosmopolites purent arriver à la tête des finances de la Banque de France, dès qu'on leur eut donné le privlège de créer 3 milliards de billets de banque qu'ils purent convertir en monnaie, grâce aux milliards de numéraire qu'on mettait à leur disposition, ils acquirent beaucoup d'influences, ils devinrent les maîtres de la situation, ils accaparèrent adroitement à leur manière de voir les chefs influents des partis politiques et, grâce à l'appui de ces derniers, ils travaillèrent à amener la désunion dans ce grand peuple si d'accord.

Diviser pour régner et faire agir dans l'ombre pour cacher leur piège, telle a toujours été la devise des Anglais et des financiers usuriers cosmopolites.

La partie engagée était terrible pour eux et pleine de périls, ils prirent leurs dispositions en conséquence et employèrent les combinaisons les plus habiles et les plus perfides. Ils firent mettre à la tête de nos ministères certains hommes en partie inconnus, peu fortunés, des hommes dociles, avides d'honneur, de bien-être et de richesse, sur lesquels ils auraient pu compter. Certain alors de l'appui des ministres et des conseillers d'Etat, on fit la chasse aux emplois lucratifs honorifiques, en éliminant adroitement, lentement, progressivement tous les patriotes pour les remplacer par des gens dévoués à Israël Albion.

On commença par les fonctions élevées des ministères ; les nouveaux tutélaires vinrent apporter leur concours, pour éliminer dans les finances, dans les administrations de l'Etat, la magistrature, les cours d'appel, les préfectures, dans tous les emplois lucratifs bon nombre de patriotes, de Français de cœur, pour les remplacer par des nouveaux venus, des inconnus, des besogneux, des adeptes de la franc-maçonnerie, tous dévoués aux intérêts d'Israël Albion qui les avait fait placer, desquels il pouvait tout obtenir, même de travailler contre les intérêts de la France. Avec l'appui de tous ces hommes haut placés, des francs-maçons, d'une partie de la presse dont on savait bien payer le concours, on tenta la guerre de division et pour bien cacher leurs plans secrets, on attaqua la religion. En attaquant la religion des 9/10 des Français, on était certain de les diviser en 2 camps. On se servit d'une partie de la presse pour induire le peuple en erreur, et pour que les Français ne se doutassent de rien, pour gagner la masse du peuple, égarée par une partie de la presse, on déclara la guerre au cléricalisme, et avec cette fausse bannière. le cléricalisme c'est l'ennemi, qui était la bannière des Anglais et des financiers cosmopolites, on déclarait une guerre hypocrite à nos croyances religieuses et on avait la perfidie de se servir du peuple français pour attaquer l'œuvre de Mirabeau, les grands principes de la Révolution française. pour détruire l'unité monétaire, en suspendant la frappe des monnaies d'argent. Quelle infamie ! Quelle abomination ! Grâce à l'appui de certains journaux dont les financiers savaient bien payer le concours, on enflamma la guerre des partis politiques, et au nom de la liberté qu'on foulait aux pieds, on divisa la France en deux parties d'égale force, seul moyen de pouvoir triompher. Presque tous les ouvriers et beaucoup de travailleurs français (j'étais de ce nombre avec presque tous mes amis), sans se douter du piège infâme d'Israël Albion, se rallièrent au parti républicain ; ils avaient confiance, ils espéraient qu'on aurait revendiqué les principes de Mirabeau et maintenu les lois humanitaires de la Révolution française. Qui aurait pu jamais supposer qu'on aurait fait le contraire ! Pourquoi cette guerre au cléricalisme ? N'étions-nous pas heureux ! La prospérité était partout, l'agriculture florissante ; la

France, à tous les points de vue, était la première nation de l'univers, pourquoi voulait-on changer cet heureux état de choses ? Presque tous les Français le comprennent aujourd'hui ! pour faire passer, grâce à la hausse illégale de l'or, une grande partie de la richesse des Français dans les mains des Anglais et financiers usuriers cosmopolites, pour porter une grave atteinte à notre agriculture, rendre tous nos cultivateurs malheureux.

Ah ! si les agriculteurs, industriels, commerçants avaient été en majorité au parlement ?... Mais ces derniers, attachés à leurs travaux, ne sollicitaient point la députation ; au lieu de les rechercher, comme en Angleterre, en Allemagne, on les en éloignait.

Pour les hommes placés à la tête du gouvernement, il n'en fallait point de ces travailleurs, de ces patriotes. Aussi, sans qu'on s'en doutât, ils étaient adroitement éliminés : on préférait des avocats, des médecins, des journalistes, des fonctionnaires avec lesquels l'entente était facile. Il s'en suivit que la Chambre fut en majeure partie composée d'hommes aux carrières libérales, plus ou moins théoriciens, tous gens incompétents, incapables pour discuter les affaires, choisis et nommés à dessein, avec lesquels on aurait pu sacrifier les intérêts de la France et faire triompher l'infâme plan secret d'Israël Albion, ce qui est arrivé. Voilà comment on est parvenu à faire détruire la base des grands principes des lois humanitaires de la Révolution de 1789.

Pour faire respecter l'unité monétaire, la mesure de la valeur, pour la prospérité générale universelle, la probité des transactions et l'humanité, nos législateurs avaient toujours été vainqueurs de leurs collègues anglais de 1803 à 1873; ils furent vaincus en 1873 et jusqu'à ce jour. Depuis, à la stabilité, à la loyauté des affaires, a succédé l'anarchie, la hausse illégale de l'or, unique cause de la crise actuelle.

Il suffit de comparer les éléments des deux Parlements anglais et français pour se rendre compte de la différence qui existe entre les deux représentations nationales.

Composition de la Chambre des députés :

	Angleterre.	France.
Agriculteurs	162	72
Industriels.	131	44
Commerçants	100	22
Professions libérales . .	107	270
Armée	66	6
Fonctionnaires	47	95
Clergé	»	2
Sans profession	»	45
	613	553

Qu'on juge de la différence? Alors que le Parlement anglais est représenté par les 2/3 de travailleurs, 393 hommes pratiques, en tête desquels se trouvent les agriculteurs, les industriels, les commerçants, 1/3 pour les hommes des carrières libérales et fonctionnaires; la Chambre française est, à l'inverse, représentée pour les 2/3 de membres des carrières libérales et fonctionnaires, il y en a 365; notre agriculture, notre industrie, notre commerce, l'âme de la France, ne sont représentés que par le 1/3 = 135 membres.

On le voit, c'est grâce à la composition des membres de la Chambre qu'Israël Albion est arrivé à pouvoir faire détruire l'unité monétaire, la mesure universelle de la valeur, pour imposer la leur, l'or qu'ils ont fait doubler de prix, qui leur a donné les moyens de réaliser les fortunes monstrueuses mentionnées dans les brochures : *Le péril de la France et des pays à étalon d'or* et *La loi monétaire*.

Les Anglais et financiers usuriers cosmopolites se sont coalisés pour détruire la mesure de la valeur, l'unité monétaire, pour annihiler les lois et les bienfaits de la Révolution de 1789, amener la ruine de l'agriculture, de l'industrie, du commerce de la France et de l'Europe, ce serait un désastre qui leur profiterait pour augmenter leur fortune ; ils aspirent peut-être cette calamité pour mieux dominer le monde, pour mieux imposer leur volonté.

Les gens pratiques comprendront que tous les ressorts, toutes les machinations, toutes les combinaisons ont été si habiles, tous les fils ont été si bien tendus, que la masse du peuple français n'y voit, ne peut y voir et n'y verra rien, si ce n'est quand il sera trop tard.

Ils ont bien fait lès choses, les Anglais, ils ont agi lentement, progressivement, mais sûrement, comme le leur avait prédit leur ministre Canning en 1823.

Les valeurs mobilières et le péril dont la France est menacée.

L'augmentation de l'importance des valeurs mobilières et leur hausse excessive, sans le retour au fonctionnement de notre loi monétaire, est un danger public pour l'avenir.

Il y eut des faits encore présents à la mémoire de nos législateurs qui auraient dû appeler leur attention. Quelle était la situation de notre agriculture en France avant 1870 ? Qu'est-il arrivé en cette année avec les valeurs mobilières ?

Régie par la mesure universelle de la valeur,

l'agriculture s'était développée en donnant à la France une richesse incalculable de numéraire. laquelle favorisait la consommation de tous les produits, en en facilitant la vente à des prix rénumérateurs. Cette heureuse situation était sans doute le cauchemar des Angiais, lorsque tout à coup, comme un coup de foudre dans un temps calme, la guerre éclata entre l'Allemagne et la France. La France alors était très riche, on pouvait compter en réserves dans les bas de laine de nos cinq millions d'exploitants agricoles une moyenne d'environ mille francs, d'aucuns disent plus ; admettons ce chiffre, cela faisait 5 milliards. Quelques semaines après la déclaration de guerre, le numéraire faisait défaut dans la circulation publique, la confiance était ébranlée, tout le monde conservait son argent ; il y eut pénurie de monnaies, on dut créer pour les besoins publics 1,800 millions de coupures. de petits billets de 5 et de 20 francs. Les graves circonstances d'alors donnaient la preuve de la sagesse et de la prévoyance des conseils de Mirabeau, quand il disait aux législateurs qu'il était de leur devoir de faire fabri-quer le plus de monnaies possible par tous les moyens en leur pouvoir, pour être en mesure de toujours faire face à tous les besoins aux époques de troubles et d'événements graves. Quelle était alors la situation de la France et de l'Europe pour le numéraire ? Il existait dans l'univers environ 60 milliards de monnaies d'argent et or. un peu plus d'argent que d'or. Les valeurs mobilières se chiffraient pour l'Europe. à quelques milliards près. à environ 190 milliards ; il y avait environ 1/3 de numéraire pour faire face, en cas de graves événements, aux besoins du public. au remboursement d'une partie des valeurs mobilières. environ 300 francs pour 1,000 francs de ces valeurs. La première chose à faire pour nos législateurs était de favoriser le développement de la production des deux métaux monétaires, et de faire fabriquer le plus de monnaies possible, pour éviter que le manque de monnaies se représentât. Au lieu de suivre les conseils de Mirabeau, au lieu d'agir pour la sécurité publique, pour garantir l'avenir, qu'a-t-on fait ? On a fait tout l'opposé, on a supprimé l'argent comme monnaie universelle, on a privé le commerce, les transactions d'outre-mer, de la moitié de la monnaie du monde. Pourquoi, grand Dieu ! Dans quel but ? Les faits de 1870 étaient encore récents.

Après avoir supprimé la moitié des monnaies du monde l'argent, on a contracté la moitié de l'or dans les banques, à la disposition des financiers usuriers cosmopolites, au point qu'on vient encore d'autoriser l'augmentation de l'encaisse de la Banque de France d'un milliard de francs. Pourquoi mettre ce nouveau milliard de monnaie à la disposition des financiers cosmopolites ; j'avoue qu'ils seront remplacés par des billets de banque, ce qui, pour le public, est la même chose, s'il était certain de pouvoir toujours les échanger à vue contre des monnaies d'or ou d'argent ; mais ce numéraire est dans les mains des financiers usuriers cosmopolites ; si, en cas d'événements, ils ne voulaient pas s'en dessaisir, si, par suite de la disparition des monnaies d'argent, en cas de complications européennes financières ou autres, il y avait pénurie de monnaie qu'arriverait-il ? C'est là le péril qu'on ne voit pas, qu'on ne veut point voir et pour cause : car le capital des valeurs mobilières a doublé. D'après le chiffre établi en 1897 au congrès international de statistique de Saint-Pétersbourg, la valeur globale des valeurs mobilières des 11 Etats d'Europe serait d'environ 150 milliards, et pour faire face à ces valeurs il ne restera dans les mains du public, du monde entier qu'environ 22 milliards 1/2 d'or. Aujourd'hui presque toutes les affaires reposent sur le crédit, elles se traitent à 30, 60 et 90 jours, paiement par traites. C'est un progrès, une grande commodité, je le reconnais, mais il faut prévoir les moment critiques, il faut de la sécurité pour l'avenir, il faut des mesures prudentes pour, le cas échéant, pouvoir faire face aux changements de situation ; cette sécurité était dans la frappe en mon naies des deux métaux monétaires, dans l'augmentation du numéraire, lequel devrait suivre, proportion gardée, la même augmentation que celle du commerce universel, des valeurs mobilières et de l'augmentation de la population ; on a malheureusement fait l'opposé.

Les Anglais et financiers cosmopolites sont fixés sur le péril qui attend les valeurs mobilières, avec l'insuffisance de numéraire; en gens prévoyants ils étudient et mettent en pratique longtemps d'avance leurs habiles combinaisons. Avant la suspension de la frappe des monnaies d'argent, il était inscrit sur les billets de banque : *Il sera payé au porteur à vue* EN ESPÈCES *mille francs;* c'était logique, puisque le billet ne doit être émis que contre l'équivalent de monnaies. On a remplacé presque tous ces billets par d'autres, sur lesquels il n'y a plus d'inscrit que : *bon pour mille francs,* mille francs de quoi ? On se demande pourquoi on a changé l'inscription qui avait sa raison d'être, elle garantissait aux porteurs l'échange à vue du billet contre la monnaie. Mais comme on a supprimé la frappe de l'argent et les monnaies de ce métal pour les relations universelles et qu'on e contracté dans les banques 50 0/0 de l'or, il peut, par suite d'événements graves, arriver tout à coup une pénurie de monnaies, un krach de valeurs mobilières. Israël Albion conservera les monnaies d'or et d'argent, il nous donnera en échange des coupures, du papier-monnaie qu'il

essaiera de faire déprécier comme il l'a fait ailleurs
pour achever notre ruine ; on est fixé d'avance sur
l'égoïsme des Anglais.

Tant que la situation reste calme, que la confiance
règne partout, on n'a pas besoin de réaliser de valeurs
mobilières, on n'a pas besoin de monnaies, mais que
le contraire arrive, qu'il survienne de graves événements, les porteurs de valeurs mobilières voudront se
procurer un peu de numéraire en cas de besoin, et
qu'arrivera-t-il alors ?

On l'a vu au krach de la maison Baring-Brothers,
de Londres. Pour faire face aux demandes de numéraire dans un moment critique, la Banque d'Angleterre
a dû demander 80 millions d'or à la Banque de France ;
celle-ci au lieu de les lui refuser, pour la forcer à
reconnaître que la monnaie d'argent est indispensable
aux affaires, la faire revenir, dans l'intérêt général
universel, à l'unité monétaire, au franc d'argent, pour
sauver notre agriculture ; au lieu de voir les intérêts
de la France, les financiers usuriers cosmopolites
n'ont vu que leurs intérêts et ceux de l'Angleterre, et
la Banque de France envoya en vingt-quatre heures
les 80 millions d'or demandés. Pourquoi ce déplacement
de monnaie de la réserve nationale ? Si on l'avait
empêché, les Anglais auraient bien été obligés de
demander à payer en argent ; avec leur étalon d'or,
ils étaient dans le pétrin, il fallait les y laisser. Ah !
le temps jugera ! Quand nous y serons, ils se garderont
bien de nous en tirer. Au lieu de les laisser se
débrouiller, on sauva leur situation. L'or de la France
leur fut envoyé pour leur permettre de pouvoir maintenir la hausse illégale de ce métal, pour leur permettre
de continuer de ruiner nos cultivateurs. Quelle mons-
truosité ! on ne le croirait pas si les faits n'étaient là.

En 1870, on a vu les meilleures valeurs mobilières

se déprécier de 40 0/0 ; cela n'a duré qu'un certain temps, il est vrai, et elles ont remonté peu à peu progressivement à leur ancien prix qu'elles atteignirent après quelques années. En serait-il de même aujourd'hui ? J'en doute ; la situation pourrait devenir bien plus grave qu'en 1870, car si les valeurs mobilières ont doublé de capital, le numéraire commercial a diminué des deux tiers.

On le voit, la différence est extraordinaire, et en cas de complications, on se demande avec anxiété l'avenir qui nous est réservé, car si en 1870 les valeurs mobilières se sont relevées assez vite, la situation n'est plus la même, la quantité de numéraires dans la circulation publique a diminué de plus de moitié. Nos millions de cultivateurs ruinés par la hausse illégale de l'or n'ont plus (à de rares exceptions près) de réserves de monnaies, il n'y a plus rien dans les bas de laine depuis longtemps, les terres ont diminué de 30 à 500/0 de leur valeur. Les produits à l'hectare ont également diminué de 25 à 30 0/0. Ces 25 à 30 0/0 de numéraires en moins qui représentent 1 milliard 1/2 de monnaies et même plus, manquent tous les ans depuis quinze ans dans les mains de nos cultivateurs, dans la circulation publique ; quand ils circulaient, quand ils se renouvelaient tous les ans, ces 1,500 millions de francs ont permis à la France de se relever, de maintenir les prix de la terre, le taux des intérêts, de faire de grandes choses.

En sera-t-il de même à la première alerte ? Je crains qu'alors arrive pour la patrie ce Sedan agricole, industriel, financier prédit par Bismarck. Il était probablement d'accord avec les financiers usuriers cosmopolites et les Anglais, pour faire détruire l'unité monétaire, le franc d'argent.

Depuis vingt ans que les Anglais et financiers

cosmopolites ont commis leur forfait, ils nous conduisent à la catastrophe lentement, mais sûrement, et quand elle arrivera, grâce à l'or qu'on met en réserve à leur disposition dans toutes les banques des l'Etats, ils pourront s'accaparer à vil prix tout ce qu'ils voudront, ils seront les maîtres, ils conserveront pour eux les stocks de monnaie qu'on contracte dans les banques. La France et l'Europe se trouveront dans la plus terrible des anarchies; sous la domination d'Israël Albion, qui saura toujours, grâce aux stocks d'or, tirer les marrons du feu pour lui.

Gare aux débiteurs, aux industriels, aux agriculteurs si nombreux qui auront contracté des emprunts, on exigera le remboursement, et alors apparaîtra le danger. Cette catastrophe est à prévoir; au lieu d'agir comme le commande la situation, on tergiverse, on nous propose d'accepter l'alliance proposée par les Etats-Unis, de demander le concours de la Russie et de l'Allemagne et même de la perfide Albion ! (Ne pas comprendre dans la perfide Albion le peuple anglais, les cultivateurs de ce pays, qui souffrent comme nous, et qui seraient de cœur avec nous.) On fait semblant de s'occuper de nos cultivateurs, du moins on le leur fait croire, on met des droits protecteurs qui ne produisent aucun effet utile, ils ne représentent pour certains produits qu'environ 50 0/0 de primes du change, à part l'année 1897, qui a vu les prix du blé se relever à cause du manque de récoltes aux pays à monnaies d'argent et à papiers avariés; mais que les récoltes soient abondantes dans ces pays, on reverra les blés à 14 francs l'hectolitre comme en 1895 et 1896 et peut-être à moins. On parle maintenant de banques de crédit agricoles ? Quand on aura prêté de l'argent à nos cultivateurs, aura-t-on changé la situation ? Non ! c'est un palliatif dangereux qui n'améliorera rien ; ces prêts n'empêcheront point les spéculateurs d'or de ruiner notre agriculture dont on prolonge l'agonie ; on sait d'avance qu'avec les primes du change de l'or, il faut qu'elle succombe. Quelle incurie ! quelle faiblesse ! quel malheur !

On peut éviter un pareil désastre en revenant de suite à la frappe des monnaies d'argent, mais on ne veut rien croire, on ne veut rien dire, on ne veut rien entendre. On m'a empêché à plusieurs reprises de parler en public, même dans les réunions de la fédération des comices agricoles du Pas-de-Calais, à Saint-Omer, à Saint-Pol, à Béthune, alors que j'étais délégué par la Société d'agriculture de Béthune pour discuter la question monétaire au point de vue pratique ; pourquoi? je vais vous le dire. Revenir immédiatement à la frappe des monnaies d'argent, ce serait renverser les rôles, ce serait secouer le joug des Anglais et des financiers usuriers cosmopolites, ce serait les faire échouer dans leur plan secret ; alors qu'ils croient tenir la victoire avec eux, ils seraient les vaincus, nous serions les vainqueurs ; ce serait rendre à l'univers l'unité monétaire, la mesure universelle de la valeur, pour la stabilité des affaires, pour ramener la loyauté des transactions, la prospérité, le bonheur de tous les peuples et la liberté, car la France, les peuples ne sont plus libres, ils sont sous le joug de l'Angleterre et sous la domination des financiers usuriers cosmopolites qui les exploitent illégalement.

Ose-t-on y penser ! supprimer le privilège monstrueux des Anglais ! supprimer la hausse de l'or? empêcher les spéculateurs de ce métal d'achever de ruiner la France et l'Europe !

Les représailles de ces gens-là seraient terribles, ils feraient tout contre nous : ils ont le numéraire, on sait qu'ils sont capables de tout, même de déchaîner la

guerre. Ils feraient baisser les valeurs de nos rentes.
ils agiraient pour porter atteinte au crédit de la France.
Mais aujourd'hui elle est encore assez riche pour
résister aux financiers ; en agissant de suite, on a
toutes les chances de réussite. Mais dans l'avenir il n'en
sera plus de même, la puissance de fortune d'Israël
Albion s'accroît, celles de la France décroît dans les
mêmes proportions, d'environ 10 millions par jour.

En revenant à la frappe libre de l'argent, on conju-
rerait le péril dont la France et l'ancien monde sont
menacés, on rendrait à tous les peuples le numéraire
qu'Israël Albion a fait disparaître pour ruiner la
France et pressurer le monde ; en faisant contracter
dans les banques d'Etat à sa disposition, 50 0/0 des
monnaies d'or : avec ces stocks de numéraire Israël
Albion pourra tout dominer, il aura la moitié des monnaies d'or de l'univers ; quelques centaines de financiers
détiendraient dans leurs coffres plus de numéraire que
les 1,500,000,000 d'habitants de l'univers.

On peut supposer, avec quelques raisons, que la
hausse excessive dangereuse des valeurs mobilières
fait hésiter les législateurs français, qui ne veulent
point reconnaître leur faute, revenir de leur erreur
d'avoir laissé suspendre le fonctionnement de notre loi
monétaire. En revenant à la fabrication des monnaies
d'argent, ils craignent, disent-ils, qu'il ne se produise
une perturbation extraordinaire. Il faut le reconnaître,
elle se produira, elle sera inévitable, mais on pourra
la conjurer, en modérer les terribles effets : les Etats-
Unis ne demanderont point mieux ; la Russie, l'Allemagne, l'Europe tout entière nous suivront; on est en
droit de supposer qu'elles nous appuieront pour assurer
le bonheur de leurs peuples contre la perfidie d'Israël
Albion. Leur sort est lié au nôtre, ils souffrent comme
nous,

Les établissements financiers, habitués à réaliser des
bénéfices fantastiques avec la hausse illégale de l'or,
verraient disparaître la source de leurs grands profits,
toutes les valeurs mobilières baisseraient, reviendraient
au pair, le 3 0/0 de 103 descendrait à 80, 70 francs,
peut-être même jusque 60 francs. L'Agriculture
revenant prospère demanderait du numéraire ainsi
que l'industrie, le commerce ; la valeur de la terre
augmenterait ainsi que toutes les choses. Pour les
rentiers, les revenus seraient les mêmes, il n'y
aurait que ceux qui seraient obligés de vendre qui
perdraient sur leur valeur, ce serait un krach
formidable comme on n'en aurait jamais vu, je le
reconnais. mais aux grands maux les grands remèdes,
la France pourrait encore le supporter aujourd'hui et
s'en relever, elle est encore assez riche; mais dans
cinq ans, dans dix ans, il sera trop tard ; et au lieu de
voir les rentes au pair de 5 0/0, on pourrait les voir
bien au-dessous; chaque journée de retard porte à la
richesse nationale un préjudice de 10 millions. Que la
France invoque le droit régalien, le droit de l'Etat de
frapper monnaie, qu'elle achète tous les lingots
d'argent. qu'elle frappe des monnaies, elle réalisera
un bénéfice légitime qui lui permettra de compenser
la différence des rentes achetées, elle réalisera pendant
quelques mois les mêmes bénéfices que les Anglais
ont réalisés avec la hausse illégale de l'or depuis vingt
ans. J'entends les clameurs d'une partie de la presse
et des anglomanes. La France faire pendant six mois
ce que l'Angleterre fait depuis 1876 ? Y pense-t-on ?
Ils n'ont jamais rien dit depuis quinze ans qu'Israël
a doublé la valeur de l'or. L'Etat, agissant par
réciprocité avec la frappe de l'argent, ramènerait la
parité des deux métaux monétaires, il rendrait le
numéraire nécessaire au commerce universel pour

le bonheur de tous les peuples, il éviterait le krach des valeurs mobilières dont la France et l'Europe sont menacées. Notre monnaie constitutionnelle est le franc d'argent, notre loi existe toujours, elle n'est pas abrogée. Un simple décret suffit pour la remettre en fonction.

La France peut payer ses dettes en argent au 9/10 d'alliage, elle les paiera en argent, tout l'or de France et des Etats-Unis s'en ira en Angleterre, d'accord ; mais quand l'Angleterre aura trois à quatre milliards d'or en plus, qu'en fera-t-elle, si l'Europe, les Etats-Unis ne veulent lui reconnaître que la valeur légale. Elle sera bien obligée de s'en servir comme monnaies et de s'incliner devant la force des choses, elle sera heureuse d'une prime de 1 0/0 comme cela est arrivé parfois dans le passé. Il est inadmissible que quelques financiers continuent d'imposer la loi au monde, comme ils l'ont fait depuis vingt ans.

En revenant à la frappe de l'argent on rendra à l'univers les monnaies d'argent qu'on n'aurait jamais dû supprimer. L'augmentation du numéraire ne sera pas encore en parité avec l'augmentation des affaires, des valeurs mobilières et de la populatoin; pour nous mettre dans la même parité de numéraire que dans l'année 1852, il faudrait, après avoir frappé tous les lingots d'argent en monnaie, augmenter encore le plus possible la production de l'or et de l'argent pendant plus de 20 ans. Cette grande abondance de monnaie d'argent et d'or, loin de nuire, comme on se plait à le dire, à le faire croire, produira pour la Russie, l'Allemagne, les deux Amériques et autres grands pays, les mêmes bienfaits que les 15 milliards d'or d'Amérique, de 1819 à 1858, ont produits à la France, à l'Angleterre et aux Etats-Unis d'Amérique. Alors, il n'y aurait plus de crise,

il n'y aurait plus de famine, plus de choléra, plus de
malheureux qui souffriraient de la faim, non !

Tous ces grands pays pourraient faire ce que la
France a fait, tous ces peuples, grâce à l'abondance de
numéraire, pourraient créer, développer leur production agricole, la consommation prendrait un nouvel
essor, le numéraire circulerait, tous ces travailleurs
seraient heureux, ils consommeraient, prospéreraient,
les prix de toutes les choses se relèveraient, amenant
une prospérité générale universelle.

Les bienfaits des lois humanitaires de notre grand
Mirabeau et autres génies de 1789, un moment annihilés
par la perfidie des Anglais et par la plus grande faute
du siècle, se répandraient dans l'univers comme par
le passé de 1803 à 1876 pour le bonheur de tous les
peuples, pour l'humanité et la liberté.

CONCLUSION

Après l'exposé que je viens de faire des moyens
déloyaux employés par les anglais et les financiers
cosmopolites pour faire arrêter la fabrication des
pièces des 5 francs d'argent, on reconnaît que la valeur de ce métal monétaire n'est point par lui-même
la cause de la crise, c'est la mesure dont il est la
représentation, la mesure qui régit toutes les affaires,
le commerce universel, qui en est l'unique cause.

Notre grand Mirabeau et autres grands génies
avaient bien compris que pour la prospérité générale, la probité des affaires, le bonheur de tous
les peuples il ne fallait qu'une seule mesure: ils créèrent
le système métrique, la décimalité, en donnant à toutes

ces mesures l'équivalent en monnaie, l'unité monétaire, le franc, la mesure de la valeur de toutes les
choses, qui a été considérée et devait toujours l'être,
dans l'avenir, comme la mesure unique universelle de
la valeur, le seul régulateur de toutes les transactions
du commerce universel. Il en fut ainsi de 1789 à 1873.

Les hommes placés à la tête de la France ont tout
bouleversé sans que celle-ci s'en aperçoive. Pour plaire
aux financiers cosmopolites, on a induit nos représentants en erreur, on leur a fait croire à des périls
imaginaires pour les amener à leur faire renier
inconsciemment, les grands principes de Mirabeau et
autres grands génies de 1789.

Aujourd'hui que le fait est dévoilé, c'est à la France
à se mettre en tête du mouvement, à revenir à sa loi
monétaire sans s'inquiéter de l'Angleterre. Les Etats-
Unis et l'Europe la suivront. Un simple décret suffit
pour réparer la plus grande faute du siècle que les
Anglais et les financiers cosmopolites ont perfidement
fait commettre aux hommes d'Etat français pour
exploiter les travailleurs, ruiner notre agriculture,
celle des Etats-Unis et de la Russie, pour accaparer
illégalement une partie de la richesse de la France et
de l'Europe, pour dominer tous les peuples, les rendre
malheureux par le plus monstrueux des privilèges qui
ait jamais existé dans le monde, alors que nos aïeux
avaient fait de si grandes choses pour abolir des
privilèges dérisoires auprès du privilège qu'Israël
Albion s'est attribué.

Je le répète : la perte de la valeur du métal argent
n'est rien en comparaison des pertes que produit
dans l'univers la mesure des deux métaux avec la
différence du change. Si la production annuelle de
l'argent est de 1 milliard 1/2, le commerce extérieur universel atteint annuellement environ 80 mil-

liards. Que n'ont-ils point gagné tous les ans avec la hausse de l'or, les Anglais et financiers usuriers cosmopolites, sur le trafic d'une partie de ces 80 milliards, avec une prime de change sur l'or de 50 0/0 ? Et dire que cela dure depuis vingt ans. Quelles en furent les conséquences pour la France, la Russie, les Etats-Unis ? Une baisse générale de la valeur de tous les produits, qui s'éleva à 15 0/0 en cinq ans, de 1890 à 1894, pour le commerce général extérieur de la France.

En admettant, depuis 1876, une baisse générale de 25 0/0 sur la moitié du chiffre total de la valeur de tous les produits du commerce extérieur universel, on arriverait à 10 milliards par an de diminution, 10 milliards de numéraire en moins dans la circulation publique de l'univers, et je ne prends que 50 0/0 du commerce extérieur ; je ne parle point des chiffres du commerce intérieur, qui sont encore plus élevés et que la baisse des prix atteint dans les mêmes proportions. La voilà, la cause de la crise pour la France, la Russie, l'Europe et les Etats-Unis d'Amérique.

Il suffit d'examiner la situation de l'Angleterre, de 1885 à 1895; elle a remboursé dans les dix ans 2.224 millions, tandis que les nations de l'Europe ont dû emprunter dans le même laps de temps 20,506 millions.

Au Congrès international de statistique, tenu en 1897 à Saint-Pétersbourg, on a évalué la fortune mobilière de l'Angleterre à 182 milliards, alors que la France figure pour 80 milliards, l'Allemagne pour un peu plus et la Russie pour 25 milliards; à quelques milliards près, l'Angleterre est aussi riche que ces trois nations, elle a les 2/5 de la fortune mobilière de l'Europe.

Si l'Angleterre est devenue, grâce à la violation de notre loi monétaire, la plus riche nation du monde,

6

la majeure partie des financiers usuriers cosmopolites, peu fortunés il y a 20 ans, à quelques exceptions près, sont aujourd'hui les nombreux puissants du jour, ils ont bon nombre des plus beaux châteaux de France et d'Europe, ils habitent les hôtels les plus somptueux de Paris et d'autres capitales, alors que tant de millions de producteurs, d'agriculteurs de France, de Russie, d'Allemagne, d'Europe et des Etats-Unis d'Amérique, souffrent depuis cette époque et que leur situation s'aggrave de plus en plus.

Cette situation ne peut plus durer, il faut une réaction pour remettre les choses dans leur état normal. Il faut revenir au fonctionnement normal et régulier de notre loi monétaire, sans consulter la perfide Albion qui, pour son égoïsme et sa perfidie, mérite d'être délaissée par les autres nations de l'Europe et du nouveau monde, de ne pas être consultée.

Les Anglais, voyant qu'on accepte toutes leur volontés, après avoir exploité l'univers pendant vingt ans avec la hausse de l'or, consentiraient bien à revenir à la frappe d'argent, mais à la condition qu'il existe toujours deux mesures, une pour tous les peuples et une pour eux, laquelle leur donnerait une prime de 25 ou 33 0/0; ils voudraient qu'on ramenât la parité de l'argent à 20 ou 22 par rapport à l'or, pour l'Europe, tandis que, en Chine, au Japon, dans les pays à monnaie d'argent, dans les trois quarts du monde, on conserverait la parité actuelle à 15 1/2, les producteurs de ces pays auraient une prime de 1/3 ou 1/4 sur les nôtres. Voilà où voudraient arriver les Anglais et leurs alliés, après avoir ruiné en partie notre agriculture, ils voudraient l'empêcher de se relever en donnant des armes inégales à nos cultivateurs. La prétention de l'Angleterre est absurde, inacceptable, nous devrions perdre 1/4 de la valeur de notre monnaie d'argent;

nos emprunts, faits sur la base du franc d'argent, seraient augmentés d'autant. Le commerce universel serait à la merci des Anglais qui auraient toujours une prime de change de 25 à 33 0/0, selon la parité de 20 à 22 qu'on admettrait pour l'argent ! C'est impossible.

L'Angleterre profite qu'elle a pour elle l'influence des financiers cosmopolites, qui peuvent beaucoup sur les chefs des partis politiques de la France et de l'Europe, elle compte sur leur concours pour arriver à ses fins, pour obtenir une conférence monétaire dans laquelle, comme dans toutes celles qui ont eu lieu depuis la malheureuse conférence de 1867 jusqu'à ce jour. elle serait composée de membres inféodés aux Anglais et financiers cosmopolites, ils voteraient en majorité pour elle, nous serions roulés une fois de plus.

Il ne faut plus de conférences monétaires internationales. Aux Etats-Unis et en Europe les intérêts sont connexes avec les nôtres, il ne devrait pas y avoir de difficulté, on est en droit de penser qu'ils ne demanderaient pas mieux, surtout en pensant au péril auquel sont exposés ces grands pays avec la raréfaction de la monnaie en cas de moment critique.

En 1870, il existait dans la circulation publique environ 60 milliards de monnaies pour faire face à environ 190 milliards de valeurs mobilières, soit environ 300 francs de monnaie pour 1.000 francs de valeurs ; aujourd'hui il ne reste dans la circulation que la moitié de l'or, environ 22 milliards 1/2 pour 450 de valeurs mobilières, soit environ 50 francs pour 1,000 francs; on juge de la différence. N'y a-t-il pas là un grand péril en cas de moment critique ? Pour être dans la même parité qu'en 1870, alors qu'il y eut pénurie de monnaie, il faudrait 120 milliards de numéraires; nous en sommes bien loin.

Pour la sécurité de l'avenir et pouvoir, dans des moments critiques, faire face à tous les besoins, l'augmentation de numéraire devrait suivre, proportion gardée, celles du commerce universel des valeurs mobilières et de la population; c'est l'opposé qui a lieu, il y a là un grand danger pour l'avenir.

Quand le peuple français, qui a du sang français dans les veines, sera éclairé sur les faits inouïs, monstrueux, que je viens de dévoiler et qu'on ne peut contester, il exigera coûte que coûte, espérons-le, qu'on revienne à la mesure de la valeur, aux principes et lois de 1789, à l'unité monétaire, à la frappe libre du franc, des monnaies d'argent à 9/10 de fin.

Il ne suffit pas, étant à la tête du gouvernement de notre République, de ne s'occuper que de l'intérêt de l'Angleterre et des financiers usuriers cosmopolites, pour avoir leurs faveurs, pour bénéficier de leurs grandes influences, de ne faire que de la politique, de ne chercher que la division des partis pour empêcher nos législateurs de s'occuper des vrais intérêts de la France, comme on l'a fait depuis 20 ans, sans souci de l'avenir de son pays, sans se préoccuper de ce qui se passe dans le monde !

Si les Anglais et financiers cosmopolites, grâce au dévouement des francs-maçons et à l'appui de leurs créatures qu'ils ont placées en haut du pouvoir, ont pu faire trahir les intérêts de la patrie à leur profit, il ne tient qu'à la France, de faire changer la face des choses.

Pour y arriver, il faut éclairer le peuple français, comme je le fais dans cette brochure en lui expliquant, en lui prouvant par quelles intrigues et quelles perfidies on est arrivé à faire dévier la France de la voie tracée par notre Mirabeau et autres grands génies de la Révolution française de 1789.

N'est-on pas en droit d'espérer qu'éclairée sur la trame ourdie par Israël Albion pour amener la ruine de notre pays, notre chère France, pour sauvegarder la prospérité générale universelle, pour la loyauté des affaires, le bonheur de tous les peuples, pour notre agriculture, pour la fraternité, l'humanité et la liberté, va rentrer dans la voie tracée par notre grand Mirabeau pour ne plus jamais s'en écarter ?

Ernest CAMBIER,

Industriel, Agriculteur,

Maire de Pont-à-Vendin (Pas-de-Calais),

Délégué du canton de Lens et nommé par les délégués des cantons de l'arrondissement pour revendiquer, au nom des cultivateurs, la remise en fonction de notre loi monétaire, la reprise immédiate de la frappe libre des monnaies d'argent.

Mars 1898.

TABLE

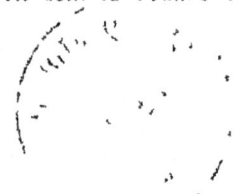

643—Lille, imp. D Prevost, rue du Curé-Saint-Etienne, 9 bis—3 97

www.ingramcontent.com/pod-product-compliance
Lightning Source LLC
Chambersburg PA
CBHW050611210326
41521CB00008B/1204